Leben mit Diabetes

Erkrankungen der Bauchspeicheldrüse

Lebensqualität und Umgang mit Diabetes.

Ist ein Leben ohne
Bauchspeicheldrüse möglich?

Welche Funktion übernimmt dieses Organ
und welche Medikamente nimmt man.

Operationsmethoden und die
Nachsorge

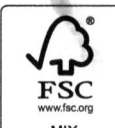

Jörg Bernhard

Leben mit Diabetes

Erkrankungen der Bauchspeicheldrüse

Inhaltsverzeichnis

Die Operationstechniken und Methoden 125

Literaturhinweise

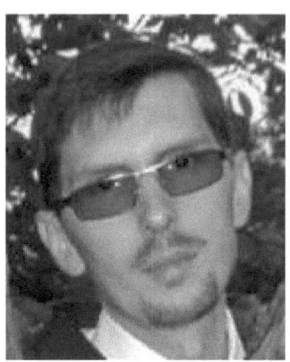

Mein Name ist Jörg Bernhard, ich wurde im November 1976 in Forchheim / Oberfranken geboren.

Immer wieder plagten mich Schmerzen im Oberbauch. Es bestand ein Verdacht auf Diabetes, doch dieser wurde erst viel zu spät festgestellt, sodass die Folgeerkrankungen der Zucker- und Nervenkrankheiten schon deutlich erkennbar waren. Eine Reise von Arzt zu Arzt, vom Spezialisten zum nächsten Spezialisten.

Keiner erkannte den wahren Hintergrund, oder „wollten" diesen nicht erkennen.

Warum auch immer.

Jetzt lebe ich einigermaßen gut ohne Bauchspeicheldrüse und möchte mit diesem Buch die Neugier befriedigen, da es immer heißt, ohne kann man nicht Leben.

Auch Betroffenen und Angehörigen möchte ich die Angst nehmen, wenn sich jemand einer Therapie unterzieht, oder es ihm selbst bevorsteht, sei es auch operativ.

Auf jeden Fall geht das Leben weiter.

Wie alles begann

November 1976 wurde ich geboren. Nach den damaligen Untersuchungsmethoden war ich ein gesunder Junge.

Da ich mich selbst, bis zum ca. 2-3 Lebensjahr fast wenig an Ereignisse erinnern kann, greife ich nur auf die Aussagen der Familienmitglieder zurück.

Ich war ein normales Kind, etwas aufgedreht, dann wieder etwas müde, wie halt Kleinkinder so sind.

Umso älter ich wurde, wurde ich auch im Verhalten komischer, angeblich roch ich komisch aus dem Mund, hatte keine Lust auf den Babybrei usw.

Machen wir weiter, woran ich mich selbst so Bruchteilhaft erinnern kann. Nach und nach lernte ich für mich selbst, ja eigentlich mehr mein Körper, was an Essen und Trinken für mich gut war und was nicht.

Zum Beispiel habe ich immer gerne wortwörtlich „Die Wurst vom Brot gegessen" und das Brot liegen lassen. Ich war auch ein Kind – nicht wie alle anderen, welche Cola und Fanta tranken – nein, diese Getränke mochte ich nicht. Ich trank lieber Wasser oder Tee.

Oftmals hatte ich plötzlich Heißhunger auf etwas Süßes, als ich dies dann bekam, ging es mir wieder gut.

An die Schulzeiten (1-4 Klasse) kann ich mich deutlich besser erinnern. In den Pausen habe ich kaum von meinem Brot gegessen. Hatte sehr oft Kopfschmerzen, war oft unkonzentriert und hippelig.

Toilettengänge wurden häufiger, Krampfanfälle in den Fingern hatte ich immer öfter und in der 3. Klasse bekam ich meine erste Brille, da ich nicht mal mehr in der ersten Reihe die Buchstaben auf der Tafel mehr lesen konnte.

Natürlich ist das auch meiner Mutter und der Familie aufgefallen. Als mich meine Mutter zur Kinderärztin brachte, sagte diese immer nur, dass dies vom Wachstum komme. Sollte ich wieder komisch aus dem Mund riechen, sollte Mama mir Cola und Salzstangen verabreichen.

Hallo??? Die Ärztin wusste schon etwas, oder hatte den Verdacht auf Diabetes???

Untersuchungen diesbezüglich gab es in den 80iger Jahren ohne vollen Verdacht auf die Krankheit nicht.

Zwischenzeitlich wechselte ich auch mit dem älter werden von der Kinderärztin zum normalen Hausarzt.

Bei diesem stellte sich bald heraus, dass er wirklich nicht einmal die Standart-Blutwerte lesen konnte.

Durch die Aussage meines Vaters, dass ich wegen jedem Zipperlein zum Arzt renne, habe ich darauf hin die häufigen Arztbesuche weitmöglichst eingeschränkt. Jedoch ging es mir von Monat zu Monat und Jahr zu Jahr schlechter.

Konzentrationsstörungen, Essen konnte ich was ich wollte, ich habe nichts zugenommen, Migräneattacken, Krampfanfälle, sehr häufiges Wasserlassen. Ich konnte nicht mehr Durchschlafen usw.

Auch das Verhalten von mir, torkeln, lallen, wie richtig betrunken, gaben die Aussage zu, dass ich im Bewusstsein gestört bin.

Der fast richtige Arzt

Meine Ausbildung hatte ich angefangen, es kamen neue Freunde und auch der Freund Alkohol dazu.

Schnell erkannte ich, auch wenn es nur geringe Mengen an Alkohol waren, dass ich mich am nächsten Tag weitaus besser fühlte.

Meist war es nur Bier und davon so 2-3 Stück. Essen konnte ich ohne Ende, mir war nicht mehr so schwummrig wie sonst. Der allgemeine Gesundheitszustand war besser.

Eine neue Arztpraxis öffnete und meine damalige Freundin bestand darauf, dass ich zu diesem jungen Arzt wechseln sollte. Dies vollzog ich auch, erklärte meine Gesundheitslage und schnell ohne langes hin und her, wurde ich zu einem Diabetologen sowie Neurologen wegen meinen Dauerschmerzen in den Beinen überwiesen.

Zurück zum Alkohol, ich trank nicht viel, aber Erkenntnissen zu folge, hebt der Alkohol (bei mir war es ja nur Bier), zuerst den Blutzuckerspiegel, wobei der Alkohol am nächsten Tag eher den Blutzuckerspiegel drückt. Verrückt ausgedrückt, aber so behandelte ich mich selbst, ohne es zu wissen.

Kurz und knapp gesagt, es dauerte nicht lange, bis der tatsächliche Verdacht auf Diabetes bestand, selbst der Neurologe bekräftigte die Aussage dazu, da ich schon eine Nervenkrankheit Namens Polyneuropathie aufwies.

Mit diesen Erkenntnissen konnte der damalige Diabetologe auch den Blutwerten und Test, dem Krankheitsbild Diabetes nicht mehr widersprechen, sondern eher bekräftigen, dennoch wurde ich noch nicht richtig dagegen behandelt.

Es ging so noch ein gute paar Jahre weiter, bis ich immer wieder meinem Hausarzt anmahnte, dass ich auch heftige Schmerzen im Oberbauch hatte.

Hierzu kam eine Computertomographie (CT), hier wurde festgestellt das die Bauchspeicheldrüse verkalkt sei.

Dennoch reagierten die Ärzte nicht darauf, sondern schoben alles auf den Alkohol.

Es wurde eine REHA genehmigt und ging dann auch in die Reha-Klinik, welche ich schon kannte.

Allgemeine Analysen, Diabetes-Schulungen, weitere Checks wurden gemacht. Nach den Untersuchungen sagte mir der damals betreuende Oberarzt, dass ich diabetische Folgeerkrankungen hätte, die aber schon so ausgeprägt wären und nicht von einem Neu-Diabetes kommen können.

Die definitive Aussage bekräftigte auch meine

Meinung schon immer Diabetiker gewesen zu sein. Wenn ich über die Vergangenheit nachdenke, kommt wieder meine Ernährung mit ins Spiel, ich habe gegessen, aber alles ohne Kohlenhydrate und der Wirkung des Blutzuckeranstieges.

Nach der Ausprägung und Dichte der Erkrankungen abzuleiten wären, dass der Diabetes schon seit etwa 30 Jahren besteht. Zu diesem Zeitpunkt war ich 32 Jahre alt. Also geht man jetzt davon aus, dass ich als

Säugling bzw. auch schon im Mutterbauch Diabetes hatte.

Endlich steht es auch schwarz auf weiß in den Entlassungsunterlagen.

Die behandelnden Ärzte, wie Hausarzt und Diabetologe hatten diesbezüglich eine andere Sichtweiße bekommen.

Persönlich finde ich es beschämend, feststellen zu müssen, dass weder eine Entschuldigung noch Einsichtigkeit zu bemerken waren. Die Ärzte taten so, als wenn nicht gewesen sei.

Dennoch änderten Sie die medizinische Versorgung konkret auf das Krankheitsbild Diabetes und bekam entsprechend auch die dazu passende Medikation.

Fühlbar ging es mir Tag für Tag besser, meine Zuckerwerte normalisierten sich, selbst die Blutwerte veränderten sich so drastisch, somit nichts mehr zu leugnen war und auch nichts mehr auf den Alkohol geschoben werden konnte.

Die Leberwerte gingen schlagartig in den Normalbereich, obwohl ich nach wie vor meine 3-4 Bier abends trank. Also die Trinkmenge hat sich nicht verändert. Nur Blutwerte die auf Alkoholkonsum hindeuteten gingen in den Normalbereich. Auf die Werte komme ich später im medizinischen Teil zurück.

Was passiert wenn die Bauchspeicheldrüse kaputt ist

Bei einer Pankreasinsuffizienz arbeitet die Bauchspeicheldrüse (Pankreas) nicht mehr effizient. Bei einer exokrinen Pankreasinsuffizienz produziert das Organ zu wenig Verdauungsenzyme. Die Folge sind Verdauungsbeschwerden mit Durchfall. Bei einer endokrinen Pankreasinsuffizienz ist die Bildung der Blutzucker-regulierenden Hormone beeinträchtigt. Dann kommt es zu Blutzuckerstörungen. Die Therapie richtet sich danach, ob eine exokrine und/oder eine endokrine Pankreasinsuffizienz vorliegt.

Die Bauchspeicheldrüse (Pankreas) liegt im Oberbauch, gleich hinter dem Magen. Sie hat zwei grundlegende Aufgaben: Zum einen produziert sie Verdauungsenzyme (exokrine Funktion). Zum anderen stellt sie auch Hormone wie Insulin und Glucagon (endokrine Funktion) her. Diese Hormone sind an der Blutzuckerregulierung beteiligt.

Bei einer Pankreasinsuffizienz können eine oder beide Funktionen zu schwach sein oder gänzlich ausfallen. Das bedeutet: Endokrine und exokrine Pankreasinsuffizienz können sowohl unabhängig voneinander als auch gleichzeitig auftreten.

Exokrine Pankreasinsuffizienz

Die Bauchspeicheldrüse produziert täglich etwa ein bis zwei Liter Verdauungssekret. Dieses gelangt über den Pankreasgang in den Zwölffingerdarm und unterstützt hier die Verdauung der aufgenommenen Nahrung: Das Pankreassekret neutralisiert die saure Magensäure, die mit dem Nahrungsbrei in den Darm gelangt ist. Außerdem enthält das Sekret Enzyme für die Verdauung von Eiweißen, Fetten und Kohlenhydraten.

Wenn zu wenig oder keine Verdauungsenzyme in der Bauchspeicheldrüse gebildet werden, spricht man von exokriner Pankreasinsuffizienz. Symptome dieser Krankheitsform treten allerdings meist erst auf, wenn bereits 90 Prozent der Organfunktion ausgefallen sind

Endokrine Pankreasinsuffizienz

Produziert die Bauchspeicheldrüse zu wenig oder gar keine Hormone mehr, spricht man von endokriner Pankreasinsuffizienz. Insulin und Glucagon zählen zu den bekanntesten Pankreashormonen: Beide gemeinsam regulieren den Blutzuckerspiegel:

•Insulin ist dafür verantwortlich, dass der Zucker im Blut (Glukose) in die Körperzellen aufgenommen werden kann - der Blutzuckerspiegel sinkt.

•Braucht der Körper dagegen mehr Energie (z.B. bei Stress oder niedrigem Blutzuckerspiegel), mobilisiert Glucagon dagegen Energiereserven im Körper - es fördert Freisetzung von gespeicherter Glukose (Speicherform: Glykogen) sowie die Neubildung von Glukose. Dadurch steigt der Blutzuckerspiegel.

Die meisten Menschen mit endokriner Pankreasinsuffizienz leiden unter der Zuckerkrankheit (Diabetes mellitus). Bei ihnen produziert die Bauchspeicheldrüse zu wenig oder gar kein Insulin mehr.

Hinweis: Ist der Zuckerspiegel im Blut zu hoch, spricht man von einer Hyperglykämie. Ist er zu niedrig, nennt man das Hypoglykämie.

Pankreasinsuffizienz: Symptome

Je nachdem, welche Region der Bauchspeicheldrüse nicht mehr richtig arbeitet, zeigen sich unterschiedliche Symptome.

Exokrine Pankreasinsuffizienz: Symptome

Hier treten erst dann Beschwerden auf, wenn bereits etwa 90 Prozent der Organfunktion ausgefallen sind.

In erster Linie bereitet den Betroffenen die Fettverdauung Probleme - das Nahrungsfett kann nicht mehr so gut zerlegt werden, was Übelkeit und Erbrechen auslösen kann. Ist die exokrine Pankreasinsuffizienz sehr weit fortgeschritten, gelangen die in der Nahrung enthaltenen Fette nicht mehr ausreichend in die Darmzellen und werden mit dem Stuhl wieder ausgeschieden. Typisch sind fettige Durchfälle (Fettstühle) mit Bauchschmerzen. Der Kot erscheint dann fettig glänzend und riecht meist übel. Der Stuhl kann auch hell entfärbt und wie bei Durchfall verflüssigt sein.

Aufgrund der gestörten Verdauung können Menschen mit einer exokrinen Pankreasinsuffizienz viel Gewicht verlieren, obwohl sie ausreichend essen.

Eine weitere Folge der gestörten Fettverdauung: Die fettlöslichen Vitamine E, D, K und A können nicht mehr richtig in den Körper aufgenommen werden. So können sich Vitaminmangelzustände entwickeln. Diese wiederum verursachen ganz eigene Beschwerden. Beispielsweise führt ein starker Vitamin-K-Mangel zu einer vermehrten Blutungsneigung.

Durch die unzureichende Produktion des Verdauungssekrets gelangt zusätzlich viel unverdaute Nahrung in den Dickdarm. Dort zersetzen Darmbakterien unter starker Gasbildung die Nahrungsbestandteile. Das Resultat sind mitunter sehr schmerzhafte Blähungen.

Eine exokrine Bauchspeicheldrüseninsuffizienz entsteht oft durch wiederholte Entzündungen der Bauchspeicheldrüse. Deshalb bemerken Betroffene oft auch die Symptome einer solchen Pankreatitis: Typisch sind gürtelförmige, bis zum Rücken ausstrahlende Schmerzen im Oberbauch.

Endokrine Pankreasinsuffizienz: Symptome

Bei einer endokrinen Pankreasinsuffizienz ist vor allem der normale Zuckerstoffwechsel gestört, da die Bauchspeicheldrüse zu wenig blutzuckerregulierende Hormone herstellt.

Wird nicht ausreichend Insulin in der Bauchspeicheldrüse gebildet, kann der im Blut zirkulierende Zucker nicht mehr in die Zellen aufgenommen werden. Dadurch können enorm hohe Blutzuckerwerte (Hyperglykämie) entstehen. Die Folge sind Beschwerden, wie man sie auch von Diabetes kennt: Durst, häufiger Harndrang, Abgeschlagenheit etc. Der Insulinmangel bedeutet auch, dass Gehirnzellen nicht ausreichend Zucker und damit Energie erhalten. Der Körper produziert infolgedessen sogenannte Ketonkörper zur Energiegewinnung, die auch ohne Insulin in die

Zellen transportiert werden können. Die Ketonkörper sind allerdings sauer, das heißt, sie senken den pH-Wert im Blut ab. So entwickelt sich eine „Ketoazidose" mit ganz eigenen Beschwerden (Erbrechen, Durst, Aceton-Mundgeruch, etc.).

Wenn bei endokriner Pankreasinsuffizienz vorwiegend Glucagon fehlt, kann der Körper einen zu niedrigen Blutzuckerspiegel nicht mehr anheben. Dieser entsteht beispielsweise, wenn man mehrere Stunden nichts mehr gegessen hat. Normalerweise werden dann durch das Glucagon Energiereserven des Körpers mobilisiert, um den Blutzuckerspiegel anzuheben. Ist das nicht möglich, können schwere Unterzuckerungen (Hypoglykämien) entstehen. Typische Symptome sind Zittern, Kaltschweißigkeit und Bewusstseinsverlust. In dieser Situation muss dringend Traubenzucker verabreicht werden, damit es nicht zu einer Unterversorgung des Gehirns kommt!

Pankreasinsuffizienz: Ursachen und Risikofaktoren

In den meisten Fällen entsteht eine Pankreasinsuffizienz im Rahmen einer akuten oder chronischen Entzündung der Bauchspeicheldrüse (Pankreatitis). Gelegentlich ist die Ursache die Stoffwechselerkrankung Mukoviszidose, ein bösartiger Tumor oder eine Operation, bei der ein Teil oder die gesamte Bauchspeicheldrüse entfernt wird.

In seltenen Fällen findet man keinen Auslöser für die Erkrankung. Dann sprechen Experten von einer idiopathischen Pankreasinsuffizienz.

Pankreasinsuffizienz bei Entzündung der Bauchspeicheldrüse

Die Bauchspeicheldrüse kann sich aus verschiedenen Gründen entzünden (Pankreatitis). Man unterscheidet die akute und chronische Entzündung. Die akute Entzündung wird in über der Hälfte der Fälle durch Gallenwegserkrankungen wie Verengungen oder Gallensteine verursacht. Oft ist auch übermäßiger Alkoholgenuss an der Erkrankung schuld. In seltenen Fällen lösen Medikamente (z.B. Östrogene, Cyclosporin, HIV-Medikamente), Bauchverletzungen, Infektionen oder genetische Erkrankungen eine akute Pankreatitis aus.

Für eine chronische Entzündung der Bauchspeicheldrüse ist in 80 Prozent der regelmäßige und übermäßige Konsum von Alkohol verantwortlich. Seltener entsteht sie durch

Medikamente, genetische Veränderungen oder Stoffwechselkrankheiten, bei denen der Fettstoffwechsel beeinflusst wird oder die Nebenschilddrüsen beeinträchtigt sind. Bei wiederholten Entzündungen der Bauchspeicheldrüse (rezidivierende Pankreatitis) werden nach und nach immer mehr Zellen des Pankreas geschädigt. Die Folge ist eine chronische Pankreasinsuffizienz.

Pankreasinsuffizienz bei Mukoviszidose

Mukoviszidose (zystische Fibrose) ist eine Erbkrankheit, die neben der Bauchspeicheldrüse auch Atemwege, Darm, Leber und Gallenwege betrifft. Eine fehlerhafte Information im Erbgut führt dazu, dass ein Kanal in Zellmembranen (Chloridkanal) nicht richtig ausgebildet wird. Dadurch werden wichtige Transport- und

Stoffwechselvorgänge der Zellen beeinflusst. Vor allem Drüsen im Körper, in denen dieser Kanal eine wichtige Funktion erfüllt, können beeinträchtigt sein - beispielsweise jene Drüsen der Bauchspeicheldrüse, die das Verdauungssekret produzieren. Bei den Betroffenen ist das Sekret viel zähflüssiger als bei einem Gesunden. Es verstopft dadurch den Pankreasgang. In der Folge werden die Verdauungsenzyme noch in der Bauchspeicheldrüse aktiviert, sodass sich das Organ entzündet. Als Erstes entwickelt sich dann eine exokrine Pankreasinsuffizienz. Im Verlauf der Erkrankung kann eine endokrine Pankreasinsuffizienz hinzukommen.

Pankreasinsuffizienz bei Tumoren oder nach Operation

Bei bösartigen Tumoren, die in der Nähe der Bauchspeicheldrüse liegen, muss aufgrund der anatomischen Nähe manchmal auch ein Teil der Bauchspeicheldrüse chirurgisch entfernt werden. Dies ist zum Beispiel bei bestimmten Magentumoren der Fall. Auch Tumore der Bauchspeicheldrüse (Pankreaskarzinom) werden zum Teil operativ entfernt. Sie können den Pankreasgang verstopfen, durch den das Verdauungssekret in den Zwölffingerdarm gelangt. Der Saft staut sich dann auf und verursacht eine Entzündung der Bauchspeicheldrüse. In der Folge wird Pankreasgewebe zerstört. Durch die operative Entfernung von Tumoren wird das Gewebe der Bauchspeicheldrüse zusätzlich reduziert. Insgesamt kann dann die Sekretproduktion nicht mehr ausreichend sein. Schrumpft der Anteil des funktionierenden Gewebes auf unter zehn Prozent, treten in der Regel Symptome einer exokrinen Pankreasinsuffizienz auf.

Pankreasinsuffizienz: Untersuchungen und Diagnose

Der richtige Ansprechpartner bei Verdacht auf Pankreasinsuffizienz ist Ihr Hausarzt oder ein Facharzt für Innere Medizin. Bereits durch die Schilderung Ihrer Beschwerden (Anamnese) erhält der Arzt wichtige Informationen. Mögliche Fragen des Arztes könnten dabei sein:

•Haben Sie fettig-glänzenden Stuhlgang?

•Haben Sie Durchfall? Wenn ja, wie oft am Tag?

•Hatten Sie schon einmal eine Entzündung der Bauchspeicheldrüse?

•Vertragen Sie fettige Speisen schlecht?

•Nehmen Sie Medikamente ein?

Körperliche Untersuchung

Nach der Anamnese wird der Arzt Sie gegebenenfalls körperlich untersuchen. Dazu wird er insbesondere den Bauch mit dem Stethoskop abhören und behutsam mit den Fingern abtasten. Bitte sagen Sie dem Arzt, wenn Sie unter Bauchschmerzen leiden oder Ihnen das Abtasten Schmerzen bereitet.

Zur Abklärung einer möglichen Funktionsstörung der Bauchspeicheldrüse gehört auch die Inspektion der Haut und der Augen. Bei Pankreas-Erkrankungen kann nämlich eine Gelbfärbung der Haut und der Augen auftreten (Gelbsucht = Ikterus). Ein Ikterus ist allerdings nicht spezifisch für eine Funktionsstörung der Bauchspeicheldrüse! Sie kann beispielsweise auch bei Erkrankungen der Leber (Hepatitis) oder der Gallenwege auftreten.

Laboruntersuchung bei Pankreasinsuffizienz

Die Bestimmung der Enzyme Elastase-1, Lipase und Amylase im Blut können Hinweise auf eine Entzündung der Bauchspeicheldrüse als Ursache der Pankreasinsuffizienz liefern. Speziell um eine Beteiligung der Bauchspeicheldrüse nachzuweisen, wird vor allem die Aktivität der Pankreasenzyme (Elastase und Chymotrypsin) im Stuhl analysiert. Diese Stuhluntersuchung ist der wichtigste Bestandteil der Diagnostik bei Verdacht auf eine exokrine Pankreasinsuffizienz.

Sehr selten wird zudem ein aufwendiger Test angewendet, bei dem direkt die Sekretproduktion der

Bauchspeicheldrüse gemessen werden kann (Sekretin-Pankreozymin-Test). Da die Bauchspeicheldrüse nicht kontinuierlich arbeitet, wird vor dieser Untersuchung eine Substanz gespritzt, welche die Sekretproduktion künstlich anregt. Mit einer Sonde, die über den Mund bis zum Zwölffingerdarm vorgeschoben wird, kann dann direkt gemessen werden, wie gut die Sekretionsleistung der Bauchspeicheldrüse noch ist.

Bildgebung bei Pankreasinsuffizienz

Die Bildgebung dient bei der exokrinen Pankreasinsuffizienz vor allem dazu, offensichtliche Ursachen für die Erkrankung (Tumor, Entzündung) zu entdecken. Eine Verkalkung der Bauchspeicheldrüse kann der Arzt vor allem in der Computertomografie (CT) gut erkennen. Sind solche

Verkalkungen sichtbar, hat wahrscheinlich eine chronische Bauchspeicheldrüsenentzündung zur Pankreasinsuffizienz geführt. Auch mit einer Kernspintomografie (Magnetresonanztomografie, MRT) kann die Bauchspeicheldrüse im Detail untersucht werden.

Im Rahmen einer endoskopischen Untersuchung können Pankreassteine und Veränderungen der Ausführungsgänge gut beurteilt werden. Dazu wird wie bei einer Magenspiegelung ein dünner Schlauch durch den Mund bis zur Mündung des Pankreasgangs im Zwölffingerdarm vorgeschoben. Mit einer kleinen Sonde spritzt der Mediziner ein Kontrastmittel in die Bauchspeicheldrüsengänge und macht sie so gut für das Röntgenbild sichtbar.

Eine weitere Methode zur Beurteilung der Bauchspeicheldrüse ist die Ultraschalluntersuchung

(Sonografie). Da das Pankreas allerdings recht tief im Bauch liegt und meist durch Darmgase überlagert ist, kann es mit der Sonografie verhältnismäßig schlecht eingesehen werden. Deswegen wird Ultraschall eher bei schlanken Patienten eingesetzt.

Pankreasinsuffizienz: Behandlung

Wird eine exokrine Pankreasinsuffizienz durch eine konkrete Ursache ausgelöst, sollte diese zuerst beseitigt werden. So können Steine oder Engstellen im Ausführungsgang der Bauchspeicheldrüse endoskopisch behandelt werden. Die Untersuchung ähnelt einer Magenspiegelung. Steine werden dabei mit einer Zange und einem kleinen Fangkorb entfernt oder zerkleinert und herausgespült. Engstellen werden mit einem kleinen Ballon geweitet und anschließend mit einem Röhrenstückchen („Stent") offen gehalten.

Bleibt die exokrine Pankreasinsuffizienz trotz eines solchen Eingriffs bestehen, versucht man, die Beschwerden zu lindern und die Funktion des Pankreas zu ersetzen. Dabei helfen folgende Therapiemaßnahmen:

1) Exokrine Pankreasinsuffizienz: Ernährung

Menschen mit exokriner Pankreasinsuffizienz sollten ihre Nahrung auf fünf bis sieben kleine Mahlzeiten pro Tag aufteilen und fettige Speisen so gut wie möglich meiden. Außerdem sollten Betroffene komplett auf Alkohol verzichten. Diese diätetischen Maßnahmen dienen dazu, die Verdauung zu entlasten und damit die Beschwerden zu vermindern.

Treten trotz dieser Diät weiterhin Fettstühle auf, muss der Fettanteil der Nahrung weiter reduziert werden.

2) Exokrine Pankreasinsuffizienz: Enzymersatz

Führt eine Nahrungsumstellung allein nicht zur Besserung der Symptome, können die Enzyme des Bauchspeicheldrüsensekrets ersetzt werden. Dazu werden mehrmals täglich spezielle Kapseln eingenommen. Diese haben eine magensaftresistente Hülle, damit die darin enthaltenen Verdauungsenzyme erst im Dünndarm aktiviert werden. Die in dem Arzneimittel enthaltenen Verdauungsenzyme stammen meist aus den Bauchspeicheldrüsen von geschlachteten Schweinen. Es gibt aber auch Präparate mit Pilz-Enzymen.

Einige Verdauungsenzyme können im Körper auch von anderen Organen wie etwa der Speicheldrüse produziert werden. Sie müssen also nicht unbedingt ersetzt werden. Lediglich das fettspaltende Enzym (Lipase) muss zu den größeren Mahlzeiten zugeführt werden. Die Menge richtet sich individuell nach der Größe und Zusammenstellung des Essens.

3) Exokrine Pankreasinsuffizienz: Vitaminersatz

Die Vitamine E, D, K, A sind fettlöslich. Das bedeutet, dass sie nur dann im Darm resorbiert werden können, wenn sie in Fett gelöst („emulgiert") sind. Das ist nur möglich, wenn auch die Fette durch bestimmte Enzyme (Lipasen) aufgeschlossen werden. Gespaltene Fette bilden zusammen mit den fettlöslichen Vitaminen einen Komplex („Mizelle"), der nach außen nicht von der polaren Darmwand abgestoßen wird.

Die exokrine Pankreasinsuffizienz stört eventuell eine ausreichende Vitaminaufnahme, da unzureichend fettspaltende Eiweiße gebildet werden und die fettlöslichen Vitamine daher nicht aus dem Darm in das Blut aufgenommen werden können.
Beispielsweise können durch einen Vitamin K-Mangel schwere Blutungen auftreten. Ein Vitamin-D-Mangel kann die Entstehung einer Osteoporose begünstigen. Bei schwerer Pankreasinsuffizienz (mit vielen Fettstühlen) werden die fettlöslichen Vitamine daher künstlich mit einer Spritze in den Muskel zugeführt.

4) Endokrine Pankreasinsuffizienz: Insulintherapie

Bei einer endokrinen Pankreasinsuffizienz muss der Blutzuckerspiegel regelmäßig überprüft und gegebenenfalls künstlich unterstützt werden. Besteht ein absoluter Insulinmangel, wird dies auch als Diabetes mellitus Typ 1 bezeichnet. Die Betroffenen müssen regelmäßig Insulin spritzen.

Wenn auch der Gegenspieler des Insulins, das Glucagon, von der endokrinen Pankreasinsuffizienz betroffen ist, erhöht dies die Gefahr einer lebensgefährlichen Unterzuckerung durch die Insulingabe. Das muss bei der Pankreasinsuffizienzbehandlung berücksichtigt werden.

5) Pankreasinsuffizienz: Krankheitsverlauf und Prognose

Eine schon bestehende Pankreasinsuffizienz ist nicht heilbar. Man kann sie aber mit der richtigen Therapie positiv beeinflussen und die Symptome meist auf ein erträgliches Maß reduzieren. Die Prognose hängt im Wesentlichen davon ab, ob nur eine Funktion (exokrin oder endokrin) des Pankreas beeinträchtigt ist und welche Ursache der Erkrankung zugrunde liegt. In jedem Fall sollten auslösende Faktoren wie Alkohol vermieden werden, da sie eine Pankreasinsuffizienz verschlimmern können.

Die Blutwerte

Pankreasenzyme sind wichtige Laborparameter, um eine vermutete Schädigung der Bauchspeicheldrüse (Pankreas) nachzuweisen. So sind erhöhte Amylase- und Lipase-Werte oft ein Hinweis auf eine akute Pankreasentzündung (Pankreatitis).

Was sind Pankreasenzyme?

Pankreasenzyme sind Verdauungsenzyme, die von der Pankreas (Bauchspeicheldrüse) gebildet werden. Pro Tag produziert das Organ ein bis zwei Liter Verdauungssaft, der über den Hauptgang (Ductus pancreaticus) in den Zwölffingerdarm fließt – den ersten Abschnitt des Dünndarms. Im Pankreassaft sind folgende Pankreasenzyme enthalten:

•Enzyme, die Kohlenhydrate spalten (Alpha-Amylase, Glukosidasen)

•Enzyme, die Fett spalten (Lipase, Phospholipase A und B, Cholesterinesterase)

•Enzyme, die Nukleinsäuren spalten (Desoxyribo- und Ribonukleasen)

•Enzyme, die Eiweiße spalten (Trypsin, Chymotrypsin, Elastase, Kollagenase, Kallikrein, Carboxypeptidase)

Die meisten Pankreasenzyme werden von der Pankreas als Vorstufen ausgeschüttet, als sogenannte Zymogene: Trypsinogen, Chrymotrypsinogen, Procarboxypeptidasen und Prophospholipase A. Sie werden erst im Dünndarm in ihre wirksame Form überführt, die sich dann an der Verdauung der aufgenommenen Nahrung beteiligt.

Werden die Pankreasenzyme krankheitsbedingt schon innerhalb der Bauchspeicheldrüse aktiviert, verdaut sich das Organ selbst. Dies nennt man akute Pankreasnekrose.

Wie viele Bauchspeicheldrüsenenzyme abgegeben werden, wird zum einen durch den Nervus vagus, zum anderen durch Hormone geregelt. Dabei handelt es sich um Hormone, die in den Darmzellen oder in den sogenannten Inselzellen der Bauchspeicheldrüse hergestellt werden. So stimuliert beispielsweise das Hormon Cholezystokinin (= Pankreozymin) die Freisetzung von Pankreasenzymen.

Wann bestimmt man die Pankreasenzyme?

Die Pankreasenzyme werden vor allem bei Verdacht auf eine Schädigung der Pankreas bestimmt. Ein solche Organschädigung kann sich etwa durch eine Entzündung, Vergiftung, Tumoren oder durch übermäßigen Alkoholkonsum ergeben. Auch zur Überprüfung der Enzymproduktion in der Pankreas können die Pankreasenzyme gemessen werden.

Von den verschiedenen Pankreasenzymen gelten die Amylase und die Lipase als Leitenzyme. Sie können über eine Blutabnahme bestimmt werden. Aus Kostengründen werden oft nicht beide Pankreasenzyme gleichzeitig bestimmt. Meist wird die Lipase gemessen, da sie länger erhöht bleibt als die Amylase und viele Patienten nicht gleich schon zu Beginn einer Erkrankung zum Arzt gehen.

Amylase

Innerhalb weniger Stunden nach Symptombeginn steigt die Amylase im Blut an. Nach 20 bis 30 Stunden ist der höchste Wert erreicht. Dieser fällt nach drei bis fünf Tagen rasch wieder ab. Die im Blut gemessene Amylase aus der Bauchspeicheldrüse macht 40 Prozent der gesamten Amylase-Aktivität aus. Die restliche Amylase stammt hauptsächlich aus den Speicheldrüsen.

Zeitlich versetzt steigt die Amylase im Urin an. Aufgrund der schlechteren Trefferquote wird der Urintest jedoch kaum mehr eingesetzt.

Lipase

Das Enzym Lipase im Körper stammt überwiegend von den sogenannten Azinuszellen der Pankreas. Im Blut steigt die Lipase innerhalb von vier bis acht Stunden nach Beginn der Erkrankung an und sinkt innerhalb von 8 bis 14 Tagen wieder ab. Sie bleibt somit länger erhöht als die Amylase.

Pankreasenzyme: Referenzwerte

Bei einem gesunden Menschen gelangt nur ein geringer Anteil der Pankreasenzyme direkt oder indirekt über die Lymphbahn ins Blut.

Die Amylase-Konzentration wird nicht in ihrer absoluten Menge, sondern in Enzymaktivitäts-Einheiten (Units, U) pro Liter Substrat (Blutserum,

Spontanurin, Sammelurin) gemessen. In der folgenden Tabelle finden SIe die Referenzwerte für Erwachsene:

Normalwerte:

Pankreas-Amylase (Messung bei 37°C)
Serum < 100 U/l

Spontanurin < 460 U/l

Sammelurin < 270 U/l

Je nach eingesetzter Messmethode können sich die Referenzwerte unterscheiden, deshalb können hier nur Anhaltswerte angegeben werden.

Der Lipase-Blutwert wird im Serum bestimmt werden. Die Maßeinheit U/l steht für die Enzymeinheit (U) pro Liter.

Pankreas-Lipase
Erwachsene 13 - 60 U/l

Kinder bis 40 U/l

Wann sind die Pankreasenzyme erniedrigt?

Bei einer chronischen Entzündung der Bauchspeicheldrüse (chronische Pankreatitis) sowie bei Bauchspeicheldrüsenkrebs kann es passieren, dass die Drüse nicht mehr genügend Verdauungsenzyme produziert. Die Messwerte für die Pankreasenzyme sind dann erniedrigt. Mediziner

sprechen hier von einer exokrinen
Pankreasinsuffizienz.

<u>Wann sind die Pankreasenzyme erhöht?</u>

Erhöhte Pankreaswerte im Blut weisen zusammen
mit Symptomen wie starken Oberbauchschmerzen,
Übelkeit, Erbrechen und Fieber auf eine akute
Entzündung der Bauchspeicheldrüse (akute
Pankreatitis) hin. Sie kann durch Erkrankungen der
Gallenwege, durch übermäßigen Alkoholkonsum und
seltener durch Infektionen, Operationen oder
Medikamente ausgelöst werden.

Weitere wichtige Ursachen für erhöhte
Pankreasenzyme sind:
•gutartige und bösartige Pankreastumoren

•Pseudozysten oder Gangverengungen (Strikturen) nach akuter Bauchspeicheldrüsenentzündung

•andere Erkrankungen mit Beteiligung der Bauchspeicheldrüse wie Magen-Darm-Perforation, Darmverschluss (Illeus), Mesenterialinfarkt

•Medikamente wie Azathioprin, 6-Mercaptopurin, Mesalazin, die „Pille", Opiate oder Antibiotika; erhöhte Pankreaslipase durch Gerinnungshemmer (wie Heparin)

Was tun bei veränderten Pankreasenzymen?

Wenn ein Patient erniedrigte Pankreasenzyme (und damit eine exokrine Pankreasinsuffizienz) aufweist, muss die Ursache abgeklärt werden. Der Arzt bestimmt dann meist die Elastase-Menge im Stuhl und führt einen speziellen Test durch (Sekretin-Pankreozymin-Test).

Leicht erhöhte Pankreaswerte sind meist kein Grund zur Beunruhigung. Auch Gesunde weisen in bis zu fünf Prozent der Fälle leicht erhöhte Pankreasenzyme im Blut auf. Meist sind es Menschen mit funktionellen Störungen des Magen-Darm-Traktes, bei denen die Bauchspeicheldrüsenenzyme erhöht sind.

Bei erhöhten Pankreasenzym-Werten wird der Arzt die Krankengeschichte sorgfältig erheben, vor allem in Bezug auf Beschwerden der Verdauung, Vorerkrankungen und Medikamenteneinnahme. Es folgen eine körperliche Untersuchung und weitere Untersuchungen und Labortests, um mögliche Ursachen abzuklären.

So werden etwa bei Verdacht auf eine akute Pankreatitis weitere Laborparameter gemessen sowie bildgebende Untersuchungen durchgeführt (wie

Ultraschall, Computertomografie mit Kontrastmittel, Magnetresonanztomografie).

Steht die Ursache für die veränderten Blutspiegel der Pankreasenzyme fest, wird der Arzt eine passende Behandlung einleiten.

Typen von Diabetes

Die Unterscheidung zwischen den verschiedenen Diabetes-Typen liegt in den Ursachen der Erkrankung. Mal spielt die Vererbung eine Rolle, mal ist es ganz einfach ein ungesunder Lebensstil, mal das Alter – und manchmal sogar alles zusammen.

Typ-1-Diabetes

Was ist ein Typ-1-Diabetes? Mit drei bis fünf Prozent aller Diabeteserkrankungen ist dieser Diabetes-Typ eher selten. Er betrifft vor allem Kinder und Jugendliche und wurde deshalb früher auch als „jugendlicher" (= juveniler) Diabetes bezeichnet. Bei der Definition Typ-1-Diabetes spielt deshalb auch die Erkrankung vor dem 40. Lebensjahr eine Rolle.

Typ-1-Diabetes LADA

Es gibt einen Typ-1-Diabetes, der erst spät im Leben auftritt. „Latent Autoimmune Diabetes in Adults", kurz LADA, heißt übersetzt „versteckter Autoimmundiabetes bei Erwachsenen". Weil LADA erst bei Erwachsenen auftritt, wird er oft mit einem Typ-2-Diabetes verwechselt. LADA lässt sich aber anhand von Antikörpern, die im Blut nachzuweisen sind, eindeutig erkennen.

Typ-1-Diabetes: Ursachen

Dem Typ-1-Diabetes liegt fast immer eine Autoimmunerkrankung zugrunde, d. h. die Abwehrzellen attackieren ausgerechnet jene Zellen, die Insulin produzieren, und zerstören sie. Dies geschieht meist in der Bauchspeicheldrüse, wo u. a.

Insulin hergestellt wird. Warum das geschieht, ist bislang noch ungeklärt. Tatsache ist aber, dass die Insulinproduktion vermindert ist oder sogar ganz ausfällt. Daher kann die aus der Nahrung aufgenommene Glukose nicht mehr verarbeitet werden. Statt in die Körperzellen zu gelangen, bleibt sie im Blut. Die Folge ist, dass der Blutzuckerspiegel steigt.

Vererbung Typ-1-Diabetes

Ein Typ-1-Diabetes wird häufig (aber nicht immer!) vererbt. Ist also ein Elternteil oder sind gar beide an Diabetes erkrankt, so steigt auch das Risiko für ihr Kind. Auch Virusinfektionen und Umweltfaktoren können bei einem Typ-1-Diabetes eine Rolle spielen. Typ-1-Diabetes: Symptome

Es gibt eine Reihe von Typ 1-Diabetes-Anzeichen, die zwar durchaus deutlich, aber leider auch sehr unspezifisch sind. Die Symptome bei Diabetes Typ 1 treten allerdings in der Regel erst dann auf, wenn der Körper nicht mehr mit dem Insulinmangel klarkommt, die Erkrankung also schon längst besteht.

Symptome eines Typ-1-Diabetes:
starkes Durstgefühl
häufiger Harndrang
starke Gewichtsabnahme
Muskelschwäche
Müdigkeit
schlecht heilende Wunden
trockene Haut
Sehstörungen
Bauchschmerzen, Übelkeit, Erbrechen

Achten Sie nicht nur auf diese Symptome, sondern informieren Sie sich auch über Ihre Familiengeschichte. Waren Ihre Eltern oder Großeltern diabeteskrank? Dann könnten Sie gefährdeter sein als andere Menschen. Der Typ-1-Diabetes hat zwei Untergruppen:

Diabetes Typ 1a: Im Blut lassen sich Antikörper gegen Insulin nachweisen (Monate, manchmal sogar Jahre vor dem Ausbruch der Krankheit)

Diabetes Typ 1b: Keine Antikörper im Blut.

Ist ein Diabetes Typ 1 heilbar?

Ein Diabetes mellitus Typ 1 ist i. d. R. nicht heilbar, da der Stoffwechsel bzw. die Insulinproduktion bislang nicht wiederherstellbar geschädigt ist. Allerdings können Betroffene dank moderner

Therapiemethoden ein weitaus beschwerdefreies
Leben führen.

Diabetes Typ 1: Behandlung & Therapie

Insulin ist die Basis der Behandlung eines Typ-1-
Diabetes, da ein absoluter Mangel dieses Hormons
besteht. Es kann in unterschiedlicher Form
verabreicht werden, z. B. als Spritze, mit einem Pen
oder einer Insulinpumpe. Die Insulinmenge hängt ab
von Ernährung
körperlicher Aktivität
vorliegender Krankheit (z. B. Infektionskrankheiten)
dem Vorliegen einer Schwangerschaft
Operationen
Stresslevel

Insulingabe nach dem Basis-Bolus-Konzept

Die Behandlung mit Insulin erfolgt heute in der Regel mittels der intensivierten Therapie, dem sog. Basis-Bolus-Konzept: Ein- bis zweimal täglich injiziert sich der Betroffene Basalinsulin ins Unterhautfettgewebe. Dieses ist langwirksam und gelangt nach und nach in den Blutkreislauf, sodass eine stetige Grundversorgung an Insulin gegeben ist. Zusätzlich erfolgt vor jeder Mahlzeit die Gabe eines kurzwirksamen Insulins, eines sog. Bolus, damit der höhere Blutzuckerspiegel abgearbeitet werden kann.

Diabetes Typ 1: Ernährung

Das Wichtigste bei einem Typ-1-Diabetes ist, dass Betroffene Ihre Ernährung sehr genau kontrollieren, um sich stets die richtige Insulinmenge zu verabreichen. Dabei helfen ihnen sog. Broteinheiten (BE). Diese geben an, wie viele Kohlenhydrate in einem Lebensmittel oder einer Mahlzeit sind. Eine Broteinheit entspricht in Deutschland 12 g Kohlenhydraten. Manche Diabetiker rechnen stattdessen mit sog. Kohlenhydrateinheiten (KE). Bei diesen entspricht eine Einheit 10 g Kohlenhydraten. Anhand der Menge der BE bzw. KE kann der Betroffene auf Basis seines individuellen Spritzplans ermitteln, wie viele Insulineinheiten er sich vor einer Mahlzeit verabreichen muss.

Welche Lebensmittel entsprechen einer Broteinheit? (Schätzwerte, die je nach Herstellungsart und Referenzwert abweichen können)

Lebensmittel Broteinheit (BE)
1 Brötchen (Semmel) ca. 2 BE

2 Scheiben Knäckebrot ca. 1 BE

100 ml Orangen-Direktsaft ca. 1 BE

1 Tiefkühlpizza ca. 8 BE

0,33 Liter Bier ca. 1 BE

1 mittelgroßer Pfirsich ca. 1 BE

Typ-1-Diabetes: Folgeerkrankungen

Wie jeder unbehandelte und schlecht eingestellte
Diabetiker sind auch Typ-1-Diabetiker oftmals von
Herz-Kreislauferkrankungen, Augen-, Nieren und
Nervenschäden etc. betroffen. Auch der sog.
diabetische Fuß ist eine häufige Folgeerkrankung.

Typ-2-Diabetes

Über 90 % aller Diabetiker leiden an Diabetes Typ 2.
Die Hälfte von ihnen ist über 65 Jahre alt. Früher
sprach man vom Altersdiabetes, weil im Alter meist
die Insulinproduktion nachlässt. Doch immer
häufiger sind auch jüngere Menschen betroffen. Das
wird darauf zurückgeführt, dass viele Menschen
ihren Beruf überwiegend im Sitzen ausführen, sich
ungesund ernähren und daher zu Übergewicht
neigen. Das Fettgewebe sendet dann Botenstoffe aus,
die die Insulinproduktion beeinträchtigen. Kommt
zusätzlich noch mangelnde Bewegung hinzu,
betätigen sich die unterforderten Muskelzellen auch
noch als Insulin-Verhinderer.

Was ist ein Typ-2-Diabetes?

Ein Typ-2-Diabetes ist eine Stoffwechselerkrankung, bei welcher der Zucker aus der Nahrung nicht mehr in die Körperzellen gelangt. Er bleibt im Blut und schädigt auf Dauer die inneren Organe.

Typ-2-Diabetes: Ursachen

Beim Typ-2-Diabetes liegt eine sog. Insulinresistenz vor. Insulin ist ein Hormon, das den Zucker in die Körperzellen überträgt. Bei einer Insulinresistenz kann das Insulin den Zucker nicht mehr in die Körperzellen schleusen und die Glukose bleibt im Blut. Die Niere wird nun stärker beansprucht, um die Glukose aus dem Blut zu entfernen.

Die Ursachen für eine Insulinresistenz können vererbt sein, durch einen falschen Lebensstil hervorgerufen werden oder auch ganz einfach in einem höheren Lebensalter begründet liegen.

Typ-2-Diabetes: Symptome

Weil ein Typ-2-Diabetes anfangs unbemerkt verläuft, sind die Symptome weniger auffällig und werden oft aufs Älterwerden geschoben.

Symptome eines Typ-2-Diabetes
Abgeschlagenheit
Konzentrationsschwäche
Vergesslichkeit
depressive Verstimmungen, z. B. in Form von Altersdepression
Juckreiz, trockene Haut

schlecht heilende Wunden

Harnwegsinfekte

Pilzinfektionen

Typ-2-Diabetes: Behandlung & Therapie

Die ersten Maßnahmen bei Typ 2-Diabetes lauten:
Blutzuckerspiegel senken, gesünder ernähren, mehr
bewegen. Tatsächlich zählen Übergewicht und
Bewegungsmangel zu den größten Risikofaktoren bei
einem Typ-2-Diabetes.

Ist ein Typ-2-Diabetes heilbar?

Ein Typ-2-Diabetes ist durchaus heilbar oder in
vielen Fällen zumindest gut beherrschbar. Als erstes
wird der Arzt bzw. der Diabetesassistent den

Patienten bezüglich seiner Risikofaktoren aufklären und ihn zu einer Anpassung seines Lebensstils beraten. Im nächsten Schritt werden dem Patienten abhängig von seinen Blutzuckerwerten blutzuckersenkende Medikamente nach einem Stufenschema verordnet.

Basistherapie bei einem Diabetes mellitus Typ 2
Raucherentwöhnung
Ernährungstherapie
Bewegungsförderung (auch im Alter, z. B. durch Seniorensport)
Stressbewältigung
Alkoholabstinenz

Ältere Patienten sollten besonders darauf achten, ihre Gesundheit im Alter zu fördern.

Blutzuckerwerte Diabetes Typ 2

Jede Behandlung eines Diabetes Typ 2 hat das Ziel, einen guten Blutzuckerspiegel zu erreichen. Angestrebt wird bei Typ-2-Diabetes ein Langzeitblutzuckerwert (HbA1c-Wert) zwischen 6,5 bis 7 Prozent.

Diabetes Typ 2: Ernährung

Experten haben inzwischen erkannt, dass weder spezielle Lebensmittel noch ein lebenslanges Verbot von Zucker hilfreich beim Kampf gegen Typ-2-Diabetes sind. Ein Diabetes-Ernährungsplan sieht deshalb heute aus wie jeder andere gesunde Ernährungsplan:
Gesamtkalorienmenge beachten: Lassen Sie sich die Gesamtkalorienmenge, die Sie pro Tag zu sich

nehmen sollen, ausrechnen und überschreiten Sie diese möglichst nicht.

Richtiges Nährstoffverhältnis: 50 bis 55 Prozent Ihrer täglichen Nahrung sollte aus Kohlenhydraten bestehen, 30 Prozent aus Fetten und ca. 15 bis 20 Prozent aus Eiweißen.

Obst & Ballaststoffe: Empfehlenswert sind mehrere Portionen Obst und Gemüse pro Tag und Ballaststoffe aus Vollkornprodukten.

Verzicht auf Genussmittel: Verzichten Sie auf zu viel Alkohol und süße Getränke.

Zucker in geringem Maße: Zucker ist nicht komplett verboten, sollte aber nur maximal 5 bis 10 Prozent Ihres täglichen Energiebedarfs ausmachen. Ein moderater Einsatz von Süßstoffen kann dabei helfen.

Tipp

Selbst kochen

Wer selbst kocht, weiß auch genau, was in seinem Essen steckt. Verzichten Sie möglichst auf industriell hergestellte Fertigprodukte und achten Sie auch als Senior auf Ihre Ernährung im Alter. So können Sie viel besser abschätzen, was Sie genau zu sich nehmen. Der Hinweis „Diät-Produkt" oder „fettfrei" ist oft irreführend. Viele „fettfreie" Produkte enthalten viel Zucker – und „zuckerfreie" Produkte umgekehrt viel Fett.

Diabetes Typ 2: Folgen

Ein unbehandelter Typ-2-Diabetes führt zu schweren Erkrankungen, denn kleine und große Blutgefäße können auf Dauer schwerwiegend geschädigt werden. Auch die Nerven leiden unter einem zu hohen Glukosespiegel im Blut. Typische Folgeerkrankungen bzw. Spätfolgen eines unbehandelten Typ-2-Diabetes sind:

Herzinfarkt

Schlaganfall

Augenerkrankungen (Netzhautablösungen, sog. diabetische Retinopathie)

Nervenschäden (z.B. Taubheit an den Füßen mit der Gefahr des „diabetischen Fußes")

Nierenschwäche oder – versagen (diabetische Nephropathie)

diabetisches Fußsyndrom chronische Wunden

Die Diagnose eines Typ-2-Diabetes ist schnell gestellt. Deshalb sollten Sie keine Scheu haben, bei einem Verdacht zum Arzt zu gehen. Je eher Sie Ihren Blutzuckerspiegel kontrollieren lassen, desto schneller und gezielter können Behandlungserfolge erzielt werden.

Typ-3-Diabetes

Nicht jeder Diabetes lässt sich klar dem Typ 1 oder Typ 2 zuordnen. Die Deutsche Diabetes Gesellschaft hat für diese Sonderformen eine eigene Gruppe gegründet: den Typ-3-Diabetes.

Typ-3-Diabetes: Ursachen

Die Ursachen für den erhöhten Blutzuckerspiegel sind bei einem Typ-3-Diabetes Gendefekte, Virus- oder Autoimmunerkrankungen. Auch Chemikalien oder Medikamente können diesen Diabetes-Typ auslösen.

Typ-3-Diabetes: Untergruppen

Je nach Ursache wird ein Typ-3-Diabetes einer von acht Untergruppen des Diabetes-Typ-3 zugeordnet (von 3a bis 3h).

3A:
Genetischer Defekt der Betazellen

Schätzungsweise ein bis zwei Prozent der Diabetiker zählen zu diesem Typus. Beim MODY-Diabetes (*Maturity Onset Diabetes of the Young*, übersetzt „Altersdiabetes bei jungen Menschen") liegt ein genetischer Defekt vor, der die Funktion der Beta-Zellen in der Bauchspeicheldrüse beeinträchtigt.

3B:

Genetischer Defekt der Insulinwirkung

Genetische Defekte der Insulinsekretion bedeutet: Insulin hat eine schlechtere Wirkung. Zu dieser Form zählen unter anderem die Insulinresistenz Typ A und der Lipatrophische Diabetes.

3C:

Bauchspeicheldrüse erkrankt oder zerstört

Krebs oder Entzündungen an der Bauchspeicheldrüse können die Insulinproduktion stören. Auch nach einer operativen Entfernung der Bauchspeicheldrüse kann es zu einem Diabetes kommen.

Da die Bauchspeicheldrüse neben Insulin auch weitere Hormone und Verdauungsenzyme produziert, die für den Fett- und Eiweißstoffwechsel unerlässlich sind, müssen Betroffene auch diese der Nahrungsmenge angepasst eingenommen werden.

3D:

Diabetes durch hormonelle Störungen

Unter dem Begriff Endokrinopathie werden Erkrankungen zusammengefasst, die durch eine gestörte Funktion der Hormondrüsen oder die fehlerhafte Wirkung der Hormone ausgelöst werden. Die Überproduktion der Hormone kann die Insulinwirkung beeinflussen.

3E:

Diabetes durch Medikamente oder Chemikalien

Einige Medikamente und auch Chemikalien führen zu einer Störung der Insulinsekretion und/oder –

wirkung und können so die Entstehung eines Diabetes begünstigen.

Ein Diabetes, der durch Medikamente begünstigt wird, wird auch als iatrogener Diabetes bezeichnet. Iatrogen bedeutet unerwünschte gesundheitliche Folge aufgrund einer medikamentösen Behandlung.

3F:
Infektionen
Virale Infekte können Ursache für einen Typ-3-Diabetes sein.

Kongeniale Röteln
Röteln sind eigentlich eine klassische Kinderkrankheit. Treten Röteln jedoch während der Schwangerschaft auf, kann dies schwerwiegende Folgen insbesondere für das ungeborene Kind mit

sich bringen. Neben vielen weiteren schwerwiegenden möglichen Folgen kann sich ein Diabetes durch die Zerstörung der Betazellen bilden.

Zytomegalie-Virus
Das Zytomegalie-Virus gehört zu den Herpesviren. In der Regel verläuft eine Infek-
tion völlig harmlos und meist unbemerkt. Etwa 60 % der Bevölkerung trägt das Virus in sich. Gefährlich wird der Virus, ähnlich wie bei Röteln, bei einem ungeborenen Kind.

Im Hinblick auf Diabetes kann der Virus eine Entzündung der Bauchspeicheldrüse auslösen.

3G:
Ungewöhnliche Formen des immunvermittelten
Diabetes

Hierbei handelt es sich um eine seltene Form einer immunologischen - das Immunsystem betreffende - Fehlsteuerung.

Insulin-Antikörper
Insulin-Antikörper sind gegen Insulin gerichtete, vom Körper produzierte Antikörper. Sie spielen bei Kindern unter fünf Jahren eine Rolle bei der Entstehung von Diabetes. Diese Erkrankung wird auch Insulin-Autoimmun-Syndrom genannt.

Antiinsulin-Rezeptor-Antikörper-Syndrom
Hierbei handelt es sich um eine Autoimmunerkrankung, bei der vom Körper Autoantikörper gegen Insulin gebildet werden. Diese

Erkrankung kommt vorwiegend bei Japanern vor, die ein HLA-DR4-Merkmal aufweisen.

„Stiff Man"-Syndrom
Hierbei handelt es sich um eine neurologische Autoimmunerkrankung, bei der sich in den meisten Fällen bestimmte Autoantikörper übermäßig bilden.

3H:
Andere genetische Syndrome, die mit Diabetes in Zusammenhang stehen

Einige genetische Erkrankungen gehen manchmal mit einem Diabetes einher bzw. sind mit diesem assoziiert.

<u>Down Syndrom</u> ist die häufigste chromosomale genetische Störung.

Friedreich-Ataxie (Morbus Friedreich) ist eine degenerative Erkrankung
des zentralen Nervensystems.

Chorea Huntington (Huntington-Krankheit) ist eine Nervenkrankheit.

Klinefelter-Syndrom (XXY-Syndrom) ist eine angeborene Chromosomenstörung bei Männern.

Dystrophia myotonica ist eine vererbbare Muskelerkrankung.

Porphyrie ist eine angeborene oder erworbene Störung des Pigmentstoffwechsels.

Turner-Syndrom (Ullrich-Turner-Syndrom) ist eine Fehlverteilung oder strukturelle Veränderung der Geschlechtschromosomen, von der nur Frauen betroffen sind.

Wolfram-Syndrom ist eine vererbte neurodegenerative Krankheit.

Typ-3-Diabetes: Symptome

Die Symptome eines Typ-3-Diabetes ähneln denen der beiden anderen Typen, da ja die Ursache auch die gleiche ist, der erhöhte Blutzuckerspiegel.

Behandlung & Therapie eines Diabetes Typ 3

Zur Behandlung eines Typ-3-Diabetes gehören u. a. blutzuckersenkende Medikamente oder Insulin, gesunde Ernährung und Bewegung.

Anspruch auf Diabetiker-Schulungen

Deutschland ist das einzige Land der Welt, in dem jeder Diabetiker einen gesetzlich verankerten Anspruch auf spezielle Schulungs- und Behandlungsprogramme hat. Die Trainer bzw. Lehrer solcher Schulungen sind ausgebildete Diabetesberater DDG. Die Inhalte sind Infos rund um den Diabetes und über mögliche Begleiterkrankungen, Komplikationen und geeignete Therapien.

Andere Formen des Diabetes

Es gibt noch weitere Arten von Diabetes, wie zum Beispiel der Schwangerschaftsdiabetes.

Um ein allgemeines Verständnis für die Erkrankung zu erläutern, habe ich die am häufigsten vorkommenden Arten beschrieben.

Insulin

Was macht Insulin

Insulin (andere Namen: Insulinum, Insulinhormon, Inselhormon) ist ein für alle Wirbeltiere lebenswichtiges Proteohormon (Polypeptidhormon), das in den β-Zellen der Bauchspeicheldrüse gebildet wird. Diese spezialisierten Zellen befinden sich in den Langerhans-Inseln. Von diesen Inseln leitet sich auch der Name „Insulin" ab (von lateinisch insula „Insel"). Insulin ist an der Regulation des Stoffwechsels, insbesondere dem der Kohlenhydrate, beteiligt. Insulin senkt den Blutzuckerspiegel, indem es Körperzellen dazu anregt, Glucose aus dem Blut aufzunehmen.

Funktion und Wirkung

Die Regulation der Konzentration von Glucose im Blut erfolgt durch einen Regelkreis aus zwei Hormonen, die abhängig von der Blutzuckerkonzentration ausgeschüttet werden. Insulin ist das einzige Hormon, das den Blutzuckerspiegel senken kann. Sein Gegenspieler ist das Glucagon, dessen Hauptaufgabe es ist, den Blutzuckerspiegel zu erhöhen. Auch Adrenalin, Kortisol und Schilddrüsenhormone haben blutzuckersteigernde Wirkungen.

Der Blutzuckerspiegel steigt vor allem nach der Aufnahme von kohlenhydratreicher Nahrung. Als Reaktion darauf wird von den β-Zellen Insulin ins Blut ausgeschüttet. Insulin senkt den Blutzuckerspiegel dadurch, dass es mittels seiner „Schlüsselfunktion" der Glucose aus dem Blutplasma und der Gewebsflüssigkeit den Durchtritt durch die Zellmembran in das Zellinnere ermöglicht. Vor allem die Leber- und Muskelzellen können in kurzer Zeit große Mengen Glucose aufnehmen und sie in Form von Glycogen speichern oder zur Energiegewinnung abbauen (siehe Glycolyse).

Auch auf andere Zellen wirkt das Hormon, so hat es Einfluss auf den Fett- und Aminosäurestoffwechsel sowie auf den Kaliumhaushalt.

Das Hormon ist wesentlicher Faktor folgender Erkrankungen:
Diabetes mellitus
Hyperinsulinismus
Insulinom
Insulinresistenz
Metabolisches Syndrom

Insulinrezeptor

Letztlich löst die Bindung dieses Hormons an seinen Rezeptor eine Reihe von Kinase-Kaskaden (Kaskade von Phosphorylierungsreaktionen) aus, die durch Signalwege beschrieben werden können.

Diese Signalwege bewirken ein Sinken des Blutglucosespiegels durch
Förderung der Glucose-Aufnahme (GLUT4-Translokation zur Zelloberfläche)
Förderung der Glucose-Speicherung (Glycogensynthese) in der Leber und den Muskeln

Dieses Signal wird durch die Aktivierung glucoseverbrauchender Wege unterstützt. Weitere unterstützende Maßnahmen bestehen in der Unterdrückung glucoseliefernder Wege, so zum

Beispiel durch Abbau des second messenger cAMP über eine Phosphodiesterase.

Glucoseaufnahme im Muskelgewebe

Das Hormon erhöht in der Muskulatur und im Fettgewebe die Permeabilität (Durchlässigkeit) der Zellmembran für Glucose. Dabei ist zu beachten, dass nicht die Membran selbst permeabler wird, sondern dass vermehrt Carrier-Proteine für Glucose aktiviert werden. Dieses Carrier-Protein ist GLUT4, ein hochaffiner, insulinabhängiger Glucose-Transporter, welcher die Glucose durch erleichterte Diffusion (passiver Transport) in die Zelle transportiert. Folgende physikalische Eigenschaften sind für GLUT4 relevant: sättigbar, nicht aktivierbar oder inaktivierbar, also Regulation nur durch insulinabhängigen Einbau oder Ausbau.

Glucoseaufnahme und Stoffwechsel im Gehirn

Nervenzellen (und Erythrozyten) nehmen Glucose insulin**un**abhängig auf. Deshalb nehmen die insulinabhängigen Zellen bei einem erhöhten Insulinspiegel mehr Glucose auf, und für die insulinunabhängigen bleibt weniger übrig.
Im Allgemeinen besteht bei Hypoglykämie die Gefahr, dass das auf Glucose angewiesene Nervensystem geschädigt wird. Insulin wird, verabreicht als Nasenspray in direktem Kontakt mit dem ZNS, zur Behandlung der Alzheimer-Krankheit untersucht.

Auf- und Abbau von Fettgewebe

Das Hormon hemmt die Lipolyse im Fettgewebe und somit den Abbau von Fett. Ein Insulinmangel führt daher zu einer gesteigerten Lipolyse mit Bildung von Ketokörpern und einer daraus resultierenden Ketose. Förderung des Zellwachstums weitere zentrale Funktion des Peptidhormons Insulin besteht in der Regulation von Zellwachstum und Proliferation durch die Aktivierung der Transkription von Genen, die für Kontrolle und Ablauf des Zellzyklus von großer Bedeutung sind. Diese Insulinwirkung ist bei Diskursen über Insulinpräparate ein Thema.
Tryptophan-Aufnahme im Gehirn
Höhere Insulinspiegel haben einen leicht steigernden Einfluss auf die Aufnahme von Tryptophan ins Gehirn.
Insulin und die Regelung des Blutzuckerspiegels

Eine der wichtigsten biologischen Wirkungen des Insulins ist die rasche Beschleunigung der Glucoseaufnahme in Muskel- und Fettzellen und Regulierung der Zwischenspeicherung in der Leber im Rahmen der Regelung des Blutzuckerspiegels: In der Leber und der Muskulatur werden die mit der Nahrung aufgenommenen Kohlenhydrate als Glycogen gespeichert. Dies hat ein Absinken der Glucosekonzentration im Blut zur Folge. Die Glucoseaufnahme in die Leberzellen erfolgt *insulinunabhängig* über GLUT2. Durch Insulin wird eine Rezeptor-Tyrosinkinase (RTK) aktiviert, die eine Signaltransduktion in Gang setzt. Beteiligt sind dabei das Insulinrezeptorsubstrat 1 (IRS1), die Phosphoinositid-3-Kinase (PI3K), der second messenger Phosphatidylinositol-4,5-bisphosphat (PIP$_2$), die Phosphoinositid-abhängige Kinase-1 (PDK1) und schließlich die Proteinkinase B (PKB) (siehe Bild, A). PKB phosphoryliert die

Glycogensynthase-Kinase 3, GSK3, die dadurch inaktiviert wird. GSK3 ist eine Kinase, die die Glycogensynthase phosphoryliert und damit inaktiviert (GYS *b*). GSK3 steht in Konkurrenz zu einer Phosphatase, der Protein-Phosphatase 1 (PP1). Dadurch, dass GSK3 nicht mehr wirken kann, liegt daher immer mehr Glycogensynthase in seiner dephosphorylierten Form vor (GYS *a*, siehe unteres Bild, B). Außerdem aktiviert die PKB eine Phosphodiesterase, PDE, die cAMP zu AMP hydrolysiert. Infolgedessen erlischt zusätzlich der Signalweg für die Proteinkinase A, die für den Abbau von Glycogen sorgt.

In der Leber, dem Fettgewebe und der Muskulatur wird unter Insulineinfluss die Triglyceridsynthese stimuliert. Substrate dafür sind neben den Kohlenhydraten mit der Nahrung aufgenommene Lipide.

In den drei genannten Geweben werden Aminosäuren verstärkt aufgenommen und für die Proteinsynthese verwendet.

Die metabolischen und mitogenen Effekte von Insulin werden über die Bindung an dessen Rezeptor auf der Zelloberfläche der Zielgewebe Leber, Muskel und Fett initiiert.

Insulin induziert weiterhin die Glycogensynthese und -speicherung in Leber und Muskel, die Triglyceridsynthese in Leber und Fettgewebe sowie die Speicherung von Aminosäuren im Muskel.

Gleichzeitig hemmt Insulin die hepatische Gluconeogenese und zählt daher insgesamt zu den wichtigsten Regulatoren des Glucosemetabolismus.

Gegenspieler des Insulins

Fällt der Blutzuckerspiegel im Körper unter einen Wert von 80 mg/dl ab, wird die Insulinproduktion bereits stark reduziert.

Sinkt der Blutzucker weiter ab, treten verschiedene Gegenspieler des Insulins auf:

Adrenalin

Glucagon

Kortisol

Somatostatin

Die Spiegel dieser gegenregulierenden Hormone steigen bereits deutlich an, wenn der Blutzucker unter 60 mg/dl absinkt.

Beim Typ 1-Diabetes ist oft auch der Gegenregulationmechanismus gestört, was zu zusätzlichen Problemen mit Hypoglykämien führt.

Somatostatin hat einen hemmenden Einfluss auf die Sekretion von Insulin und Glucagon, da er als allgemeiner Hemmer im Körper fungiert.

Wirkung auf den Kaliumspiegel

Insulin senkt den Kaliumspiegel im Blut, indem es dafür sorgt, dass Kalium in das Zellinnere von Hepatozyten und Skelettmuskelzellen verlagert wird, also von extrazellulär nach intrazellulär. Dies erfolgt durch Aktivierung der Natrium-Kalium-ATPase durch Insulin. Insulinpräparate werden daher gemeinsam mit Glucose (zur Vermeidung einer Hypoglykämie) zur Behandlung einer Hyperkaliämie verwendet.

Vorkommen von Insulin

Insulinsequenzen von mehr als 100 verschiedenen Spezies sind bekannt. Die Proteinsequenzen der jeweiligen Insuline sind sich ähnlich – sie zeigen Sequenzhomologie – sind aber nicht identisch. Über die Unterschiede im chemischen Aufbau von Humaninsulin gegenüber den Insulinen einiger Säugetiere sowie Informationen zu künstlich hergestelltem Insulin siehe Insulinpräparat.

Insulin und Evolution: Genotypen, die in Jäger- und Sammlergesellschaften einen raschen Abbau von Energiereserven bei Nahrungsmangel verhinderten, prädisponieren beim heutigen Lebensstil mit Bewegungsmangel und Nahrungsüberangebot zu Adipositas und Typ-2-Diabetes.

Inwieweit Gene den Glucosestoffwechsel und die damit verbundene Wirkung von Insulin beeinflussen, ist noch nicht zur Gänze geklärt.

Die Homologe des Insulins in Insekten sind die Drosophila Insulin-like Peptides.

Biosynthese des Hormons

Die Synthese des Hormons erfolgt in den β-Zellen der Langerhansschen Inseln der Bauchspeicheldrüse. Die genetische Information wird von nur einem Genlocus im kurzen Arm des Chromosom 11 codiert. Das Gen besteht aus ungefähr 300 Nukleotiden.

Die mRNA wird zunächst an Ribosomen, die sich auf dem rauen Endoplasmatischen Retikulum (ER) befinden, in das Präproinsulin translatiert, das aus 110 Aminosäuren besteht.

Die weitere Prozessierung erfolgt in zwei Schritten, nach der Faltung des Moleküls durch Bildung von Disulfidbrücken entsteht durch Abspaltung von Signalpeptid und C-Peptid das Insulinmolekül.

Speicherung der Moleküle

Hexamer aus Insulinmolekülen
Die Insulinmoleküle werden in den Vesikeln des
Golgi-Apparats, der an der Zellmembran der β-Zelle
liegt, durch Zink-Ionen zu Hexameren gebunden und
so stabilisiert gespeichert (Zink-Insulin-Komplex).
Die hohe Bindungsfreudigkeit von Insulinmolekülen
an Zink hat mehrere wichtige Auswirkungen. Insulin
ist in der Form von Hexameren und nach dem Zerfall
in Dimere noch nicht wirksam, sondern nur als
Einzelmolekül. Diese Eigenschaft spielt bei den
Insulinpräparaten eine wichtige Rolle. Bei
schnellwirkenden Insulinpräparaten ist der zu
langsame Zerfall der Molekülverbände unerwünscht
und es wird nach Möglichkeiten gesucht den Zerfall
zu beschleunigen. Bei langwirkenden
Insulinpräparaten wird die Zinkbindung zur

Verlängerung der Wirkdauer durch hohe Zinkkonzentrationen gezielt verstärkt. Bei der Entwicklung von oralen Insulinpräparaten wird die Zinkbindung zur Kopplung von Insulin an Transportmoleküle genutzt.

Ausschüttung von Insulin

Die Ausschüttung von Insulin ins Blut erfolgt durch Exozytose.

Die Insulinausschüttung erfolgt oszillierend. Alle drei bis sechs Minuten wird Insulin in die Blutbahn abgegeben. Nach der Nahrungsaufnahme ist bei Stoffwechselgesunden ein biphasischer Verlauf der Insulinsekretion feststellbar: Der erste „Insulinpeak" hat seine Spitze nach drei bis fünf Minuten und dauert zehn Minuten. Danach schließt sich eine zweite Phase an, die so lange anhält, wie eine

Hyperglykämie besteht. Die erste Phase besteht aus den gespeicherten Insulinmolekülen, die zweite Phase vor allem aus neu gebildetem Insulin.

Das C-Peptid wird erst bei Anstieg des Blutzuckerspiegels aus dem Proinsulin durch Peptidasen herausgeschnitten und gemeinsam mit dem aktiven Insulin und Zink ausgeschüttet. Durch den Nachweis von C-Peptid im Serum kann die endogene Insulinproduktion gemessen werden. So kann bei Diabetikern eine Aussage darüber getroffen werden, wie viel Insulin noch vom Körper selbst hergestellt wird, da das synthetische Produkt keine C-Sequenz enthält.

Regulierung von Insulin

Die Hauptaufgabe von Insulin besteht darin, im Zusammenwirken mit Glucagon den Blutglucosespiegel ständig zwischen bestimmten Werten zu halten. Gerät der Blutzuckerspiegel unter einen gewissen Wert droht das hypoglykämische Koma und der Tod, gerät er darüber, drohen Schäden an Gefäßen, Nierenkörperchen und anderen Geweben. Zusammen mit Leptin scheint Insulin aber auch maßgeblichen Anteil an der Energiehomöostase zu haben. Dabei wirkt aber nicht nur Leptin auf Insulin ein, sondern das Insulin wirkt selbst ebenfalls auf das Leptin ein, genauer auf die Aufnahme von Leptin im Gehirn.

Aufgrund der lebenswichtigen Funktion muss die biochemische Implementierung des Regelkreises robust sein. Da Zellen nicht „denken" können, kann es nur so sein, dass Einzelzellen wie ein

Zustandsautomat funktionieren bzw. dass wenige Zellen dermaßen zusammenwirken, dass ein Reiz sinnvoll verrechnet wird.

Der Hauptreiz zur Ausschüttung von Insulin aus der β-Zelle ist der Blutzuckerspiegel (ab 5 mmol Glucose/l Blut), und dieser wird direkt von der β-Zelle „gemessen". Biochemisch umgesetzt wird das mit Hilfe von ATP-gesteuerten Kaliumkanälen etc., Die Hormone Gastrin, Sekretin, GIP und GLP-1 modifizieren den grundlegenden Glucose-Insulin-Regelkreis indem sie auf die β-Zelle wirken. Siehe Inkretin-Effekt.

GIP wird von K-Zellen, welche sich in der Schleimhaut des Duodenums befinden und die Glucose im Chymus „messen", ins Blut sezerniert und erhöht die Insulinausschüttung der β-Zellen. Das GIP wirkt also auf die β-Zellen zu einem Zeitpunkt ein, wo die Glucose aus der Nahrung noch nicht ins Blut gelangt ist.

GLP-1 wird von L-Zellen, welche sich in der Schleimhaut des Ileum und des Caecum befinden und die Glucose im Chymus „messen", ins Blut sezerniert und erhöht ebenfalls die Insulinausschüttung der β-Zellen. Der Großteil der Nährstoffe wird bereits im Jejunum extrahiert und ins Blut bzw. in die Lymphe abgegeben. Im Caecum findet keinerlei Absorption von Nährstoffen, sondern hauptsächlich eine Fermentation statt.

Zusätzlich sind β-Zellen sowohl vom parasympathischen als auch sympathische Nervensystem innerviert:

Das parasympathische NS wird bei Leptin-Insuffizienz (oder auch bei Leptin-Resistenz) aktiviert und wirkt allgemein trophotropisch, d. h., es bewirkt die Speicherung von Energie. Es erhöht also die Insulinabgabe. Zumindest bei Mäusen wirkt es außerdem gleichzeitig auf Adipozyten ein und erhöht ihre Empfindlichkeit für Insulin, während die

Empfindlichkeit der Leber- und Muskelzellen nicht beeinflusst wird. Glucose wird in Leber- und Muskelzellen zu Glycogen verbaut und derart gespeichert, in den Adipozyten erfolgt De-novo-Lipogenese und Speicherung von TGs.

Das sympathische NS wird bei Leptin-Suffizienz aktiviert und wirkt allgemein ergotropisch, d. h., es bewirkt die Erhöhung des Energieverbrauchs. Es senkt die Insulinabgabe. Die Senkung der Insulinabgabe scheint einem erhöhten Energieverbrauch entgegenzuwirken, denn die Muskelzellen können sehr viel mehr Glucose aus dem Blut aufnehmen, wenn sie möglichst viele GLUT-4 Transporter auf der Oberfläche aufweisen. Sie müssen also auf die bereits gespeicherte Energie in Form von Glycogen und Fettsäuren zurückgreifen.

Glucosegesteuerter Freisetzungsmechanismus

Ablauf der glucosegesteuerten Insulinfreisetzung
Das Eindringen eines Glucose-Moleküls in die β-Zelle
setzt eine Wirkungskette in Gang. Nachdem die
Glucose durch den GLUT1-Transporter in die Zelle
gelangt ist, wird sie durch Glycolyse verstoffwechselt.
Das dabei entstehende ATP hemmt den Ausstrom
von Kalium-Ionen (ATP-sensitive Kaliumkanäle). So
kommt es durch den stark verminderten
Kaliumausstrom zur Depolarisation, weil die
Stabilität des Membranpotentials nicht weiter durch
Kaliumausstrom erhalten wird. Das depolarisierte
Membranpotential bewirkt eine Öffnung
spannungsabhängiger Calcium-Kanäle. Der Einstrom
der Calciumionen ist der entscheidende Reiz für die
Verschmelzung der insulinhaltigen Vesikel mit der
Zellmembran.

Die gespeicherten Insulinmoleküle werden durch Verschmelzen der Membranen (Exozytose) aus den β-Zellen in den Extrazellularraum und weiter in den Blutkreislauf freigesetzt. Dabei werden die Speicher-Hexamere aufgetrennt. Der Insulinspiegel im Blut steigt an.

Halbwertszeit und Abbau

Die *biologische Halbwertszeit* einzelner Insulinmoleküle im Blutkreislauf liegt bei circa fünf Minuten.

Das Insulin wird über manche Insulinrezeptoren in die Zellen aufgenommen, dort abgebaut und somit verbraucht. In der Leber und in der Niere wird Insulin durch Insulinase inaktiviert, die Insulinase oder genauer Glutathion-Insulin-Transhydrogenase spaltet die Disulfidbrücken zwischen der A- und der

B-Kette auf, wodurch das Insulin in zwei Teile zerfällt und wirkungslos wird. Die Abbauprodukte werden durch die Niere ausgeschieden, ebenso 1,5 % des noch intakten Insulins. Die kurze Zeitspanne der Aktivität des Insulins zeigt, dass die physiologische Steuerung des Zuckerstoffwechsels im gesunden Körper sehr schnell funktioniert; diese Geschwindigkeit kann bei der Behandlung des Diabetes mellitus praktisch nicht erreicht werden.

Insulin als Arzneistoff

Wirkungsprofil verschiedener Insulinpräparationen bzw. Insulinanaloga nach subkutaner Injektion In der Insulintherapie werden verschiedene Insulinpräparate verwendet. Die häufigste und älteste Verabreichungsart ist die subkutane Injektion. Für diesen Zweck steht eine Reihe von kurz-, mittel-

und langwirkenden Humaninsulinen und
Insulinanaloga zur Verfügung. Werden diese zur
Therapie kombiniert, so ist auf die unterschiedliche
Halbwertzeit besonders zu achten.

sehr schnell und kurz wirkend: Insulin glulisin,
Insulin lispro, Insulin aspart

kurz wirkend: Normalinsulin (= gelöstes
Humaninsulin)

intermediär wirkend: NPH-Insulin, biphasisches
Insulin lispro, biphasisches Insulin aspart

lang wirkend: Insulin detemir, Insulin glargin,
Insulin degludec

Peroral ist Insulin unwirksam, da die Eiweißketten
im Magen-Darm-Trakt von körpereigenen Enzymen
abgebaut werden, bevor sie ihre Wirkung entfalten
können. Untersucht wird, inwieweit sich Insuline in
Nanopartikel verkapseln lassen, um auf diesem Wege
„unverdaut" in den Blutkreislauf eingeschleust
werden zu können. Jüngere Entwicklungen wie

Präparate zur Inhalation, die das Insulin über die Atemwege zuführen, haben sich auf dem Markt bisher nicht behaupten können.

In der Vergangenheit wurde Insulin im Rahmen der Insulinschocktherapie zur Behandlung von Menschen mit psychischen Krankheiten eingesetzt. Diese Methode der Behandlung wurde zum Beispiel im biografischen Film A Beautiful Mind an John Nash praktiziert. Dieses Verfahren wird nicht mehr praktiziert.

Missbrauch von Insulin

Insulin steht auf der Liste der verbotenen Doping-Substanzen, da es zu mehreren Zwecken missbraucht werden kann. Da Insulin der durch Somatropin verringerten Glucoseaufnahme in die Muskelzellen entgegenwirkt, wird es oft zur Kompensation dessen unerwünschter Nebenwirkung verwendet (siehe Anabolikum). Andere Anwendungen sind die Förderung der Füllung der Glycogenspeicher bei Ausdauersportlern und die Unterstützung des Aufbaus von Muskelmasse.

Die missbräuchliche Selbstverabreichung von Insulin, um den Blutzuckerspiegel übermäßig abzusenken, führt zum Krankheitsbild der Hypoglycaemia factitia.

Im März 2008 wurde der Krankenpfleger Colin Norris in Newcastle zu einer Freiheitsstrafe von 30 Jahren verurteilt, weil er vier seiner Patientinnen durch Injektion zu hoher Insulindosen ermordet hatte.

Die Operationstechniken und Methoden

Pankreas-OP

Die von der Fachmedizin als Pankreas bezeichnete
Bauchspeicheldrüse ist ein für den Stoffwechsel
des Körpers wichtiges kleines Organ zwischen
Magen, Zwölffingerdarm und Milz. Im Detail besteht
der Pankreas aus Korpus, Kopf und Schwanz. Die von
der Bauchspeicheldrüse produzierten
Stoffwechselhormone Glukagon und Insulin
regulieren, heben oder senken den Blutzuckerspiegel.
Zudem bildet die Bauchspeicheldrüse Enzyme für die
biochemische Zerlegung (Verdauung) der
aufgenommenen Nahrung im Darm.
Kommt es dabei zu einer Störung oder einer
ernsthaften Erkrankung, wirkt sich das
beeinträchtigend auf den Stoffwechsel und die
Verdauung aus. Mögliche schwere Erkrankungen
sind eine akute oder chronische **Pankreatitis**

(Entzündung der Bauchspeicheldrüse) oder ein **Pankreaskarzinom** (Bauchspeicheldrüsenkrebs) sowie eine **Pankreas-Zyste oder Fiste**l. Zudem kann sich aus einem gestörten Zuckerhaushalt eine <u>Diabetes mellitus</u>, im Volksmund "Zuckerkrankheit", entwickeln.

Inhalt

Ursachen einer akuten Pankreatitis

Die Ursachen für eine akute Pankreatitis sind vielfältig, wobei **Alkoholmissbrauch und Erkrankungen der Gallenwege** die häufigsten sind. Weitere, seltenere Auslöser sind:

Störungen im Fettstoffwechsel

Überfunktion der Nebenschilddrüse

bestimmte Medikamente wie Antibiotika und Schmerzmittel

Infektion mit Bakterien oder Viren

Wurmbefall

Tumoren

Autoimmunerkrankung

Erbanlagen

Verletzungen durch stumpfe Gewalt

Um die genauen Ursachen und damit die Behandlung zielführend zu gestalten, ist eine genaue Anamnese wichtig.

Symptome einer akuten Pankreatitis

Eine akute Pankreatitis tritt häufig ohne Vorwarnung mit **heftigen Bauchschmerzen** in Erscheinung. Folgende Symptome können auf eine akute Bauchspeicheldrüsenentzündung hindeuten:
plötzliche starke Schmerzen im Oberbauch

gürtelförmiges Ausstrahlen der Schmerzen in Rücken und Brust

Übelkeit und Erbrechen

starke Blähungen

Fieber

Gefühl der Abgeschlagenheit und Mattigkeit

Diese Symptome deuten nicht zwingend auf eine Pankreatitis hin, da zum Beispiel auch ein Herzinfarkt in Frage kommt. Eine weitere Abklärung im Krankenhaus ist daher für den weiteren Verlauf der Behandlung zwingend erforderlich.

Maßnahmen zur Erhärtung der Diagnose

Folgende Maßnahmen sind wichtig, um die Diagnose akute Pankreatitis zu erhärten:

Ermittlung der Blutwerte

Ulltraschall-Untersuchung

ERC (Untersuchung mit dem Endoskop)

Funktionstests zur Feststellung der Menge an
Enzymen

Steht die Diagnose akute Pankreatitis eindeutig fest,
leiten die Ärzte entsprechende
Behandlungsmaßnahmen ein.

Krankheitsverlauf bei akuter Pankreatitis

Eine akute Pankreatitis lässt sich in der Mehrheit der
Fälle auch ohne eine Operation gut behandeln. Die
Behandlung besteht im wesentlichen im Verzicht auf
Essen und Trinken, Flüssigkeitszufuhr über die
Venen und Gaben von Schmerzmitteln. Nur rund 20
Prozent der Fälle einer akuten Pankreatitis gehen mit
schweren Komplikationen einher, die Mehrheit der
Patienten erholt sich innerhalb von zwei bis drei
Wochen ohne bleibende Schäden. In schwereren

Fällen kann es zu einer bakteriellen Infektion mit Eiterbildung kommen, was das Verlegen eines Spülkatheters und die Behandlung mit Antibiotika notwendig macht.

Wenn im Verlauf einer schweren akuten Pankreatitis Gewebe der Bauchspeicheldrüse abstirbt, kann eine Pankreas-OP notwendig sein. Die Krankheitsverläufe sind allerdings von Patient zu Patient sehr unterschiedlich und ob oder in welchem Umfang Gewebe operativ zu entfernen ist, entscheiden die behandelnden Mediziner.

Ursachen von chronischer Pankreatitis und Pankreaskarzinom

Bei einer chronischen Pankreatitis ähneln die Symptome denen einer akuten, allerdings mit besonders stark ausgeprägten Schmerzen im Oberbauch. Während eine akute Bauchspeicheldrüsenentzündung nach der Behandlung dauerhaft abklingt, tritt sie in der chronischen Form immer wieder in Erscheinung. Die häufigsten Ursachen sind neben möglichen anderen

Alkoholismus

Rauchen

genetische Vorbelastung

Überfunktion der Nebenschilddrüse

gestörter Fettstoffwechsel

Langfristig geht bei einer chronischen Pankreatitis unbehandelt das Gewebe der Bauchspeicheldrüse zugrunde und es bildet sich eine Fibrose (totes, vernarbte Gewebe ohne Funktion). Schlimmstenfalls kann sich aus einer chronischen Pankreatitis ein bösartiges Pankreaskarzinom entwickeln. Bauchspeicheldrüsenkrebs kann jedoch auch ohne Pankreatitis und ohne erkennbare Ursachen plötzlich entstehen.

Verschiedene Techniken einer Pankreas-OP

Wenn die medikamentöse Behandlung einer chronischen Pankreatitis nicht zum gewünschten Erfolg führt oder ein Pankreaskarzinom vorliegt, ist eine Pankreas-OP unumgänglich. Dabei stehen den behandelnden Chirurgen verschiedene Techniken zur Verfügung:

Die **Frey Operation** kommt meist bei chronischer Pankreatitis zum Einsatz, bei er vor allem der

Pankreas-Kopf betroffen ist und eine Gang-Drainage zu legen ist.

Bei der **Whipple'schen Operation** (auch OP nach Kausch-Whipple) bei Bauchspeicheldrüsenkrebs werden neben dem Pankreaskopf auch Gallenblase und Gallengang sowie Zwölffingerdarm und ein Drittel des Magens entfernt.

Die **Operation nach Traverso**, bei der der Magen intakt bleibt, bewährt sich bei kleineren oder nicht zu nahe am Magenpförtner gelegenen Tumoren.
Bei der Pankreaslinkresektion werden der Pankreas-Schwanz sowie die Milz entfernt und bei einer totalen *Pankreatektomie d*ie komplette Bauchspeicheldrüse sowie Zwölffingerdarm und Milz, unterer Gallengang und Gallenblase.
Welche Technik im Einzelfall angezeigt ist, entscheidet der behandelnde Arzt. Bei

Bauchspeicheldrüsenkrebs kann auf die OP eine Chemo- oder Strahlentherapie erfolgen.

Welche Einschränkungen bringt die OP mit sich

Hintergrund: Nach einer Pankreasoperation leidet ein Teil der Patienten an behandlungsbedürftigen Folgeerkrankungen.

Methode: Übersichtsarbeit auf der Basis einer Literaturrecherche unter Einbeziehung der deutschen S3-Leitlinie Pankreaskarzinom.

Ergebnisse: Voraussetzung für das Erkennen und die Behandlung der Probleme nach Pankreasoperationen ist die Kenntnis des operativen Vorgehens sowie der möglichen Früh- und Spätkomplikationen. Die postoperativen Probleme sind zum einen durch das Fortschreiten der

Grunderkrankung und zum anderen durch die Operation selbst bedingt. Sowohl ein Diabetes mellitus als auch eine exokrine Insuffizienz sind im Langzeitverlauf häufig. Bei Schmerzen muss zunächst nach einer Ursache gesucht und diese behandelt werden. Zur Vermeidung der Malnutrition und des Vitaminmangels sollten der Fettgehalt der Nahrung angehoben und die Enzymdosis angepasst werden.

Schlussfolgerung: Bei adäquatem Vorgehen lassen sich die Ursachen für die postoperativen Probleme sicher diagnostizieren und in der Regel erfolgreich behandeln.

Schlüsselwörter: Pankreatektomie, chirurgische Therapie, postoperative Phase, Diagnosestellung, Morbiditätsrisiko

Seit der Erstbeschreibung einer Pankreasresektion durch den Königsberger Chirurgen Walter Kausch im Jahre 1909 gehören diese Operationen zu den chirurgischen Behandlungsoptionen. Die Operationstechnik hat man später als Whipple-OP bezeichnet. Im Laufe der Jahre sind zahlreiche weitere Resektions- und Drainageoperationen hinzugekommen. Insgesamt werden in Deutschland jährlich schätzungsweise etwa 10 000 operative Eingriffe an der Bauchspeicheldrüse durchgeführt. Diese Operationen sind komplex, die sich daraus ergebenen Konsequenzen sind für den behandelnden Arzt nicht einfach zu überblicken. Ziel der nachfolgenden Übersicht ist es, die Diagnostik und Therapie von mittel- und langfristigen Folgeproblemen oder Komplikationen nach Pankreasoperationen darzustellen.

Chirurgische Therapie von Pankreaserkrankungen

Operationen am Pankreas erfolgen hauptsächlich wegen Pankreaskarzinom, chronischer Pankreatitis und zystischer Tumore, seltener wegen akut nekrotisierender Bauchspeicheldrüsenentzündungen.

Beim Pankreaskarzinom stellt die vollständige chirurgische Resektion des Tumors (R0-Resektion) die einzige potenziell kurative Therapie dar. Dies gelingt jedoch nur bei circa 10 % der Patienten, da sehr häufig entweder der Primärtumor nicht lokal resektabel ist oder aber Fernmetastasen vorliegen. Nach einer Operation und der obligaten adjuvanten Chemotherapie liegt die 5-Jahres-Überlebensrate bei bis zu 23 % (2). Zwei Drittel der Pankreaskarzinome wachsen im Kopfbereich.

Operationsindikationen bei der chronischen Pankreatitis sind medikamentös schwer beherrschbare Oberbauchschmerzen, Stenosen des Gallen- und Pankreasganges, des Duodenums und der Pfortader. Ziel der Operation ist neben der Beseitigung der oben genannten Komplikationen auch die andauernde Schmerzfreiheit oder Schmerzminderung.

Zystische Pankreastumore werden bei klinischen Symptomen und nicht erfolgreicher interventioneller Therapie nach Abklärung der Risikofaktoren des Patienten operiert. Bei asymptomatischen Patienten basiert die Entscheidung zur Operation auf der Lage der Zyste, ihrer Konfiguration und dem Zysteninhalt. Mucinhaltige Zysten sollten in der Regel operiert werden, da es sich um Präkanzerosen oder um Zysten mit hoher Entartungswahrscheinlichkeit (mucinöse Zystadenome) handeln kann.

Operationsverfahren

In den letzten Jahren erfolgte ein deutlicher Wandel hin zu einem organsparenden Verfahren, wobei beim Pankreaskarzinom die ausreichende Radikalität der Operation gewährleistet sein muss. Bei malignen Tumoren des Pankreaskopfes wird die Kausch-Whipple-OP heute in aller Regel pyloruserhaltend durchgeführt. Hierdurch bleibt der Magen in seiner Gesamtheit erhalten, es wird chirurgisch eine Anastomose gespart und damit insgesamt die Operationszeit verkürzt. Onkologisch bedeutet diese Modifikation keinen Abstrich an der Radikalität. Lediglich in der frühpostoperativen Phase kann es zur verzögerten Magenentleerung mit erschwertem Kostaufbau kommen, die in aller Regel nach 14 Tagen reversibel ist.

Ein Drittel der Pankreaskarzinome befindet sich im

Corpus und der Cauda der Bauchspeicheldrüse. In diesem Fall wird eine Linksresektion durchgeführt und auch hier eine R0-Resektion angestrebt.

Bei der chronischen Pankreatitis werden heute die entzündlichen Pankreaskopftumore zunehmend duodenumerhaltend operiert. Dabei haben sich zwei Operationsverfahren durchgesetzt: die duodenumerhaltende Pankreaskopfresektion nach Beger und die lokale Pankreaskopfresektion mit longitudinaler Pankreatico-Jejunostomie nach Frey. Allerdings sind die Langzeiterergebnisse im Vergleich zu einer Kausch-Whipple-OP ähnlich, da sowohl die Häufigkeit des Diabetes, die exokrine Insuffizienz, die Schmerzintensität als auch die über einen Fragebogen gemessene Lebensqualität nicht verschieden waren. Ist bei einer chronischen Schwanzpankreatitis eine Operation erforderlich, so wird eine Linksresektion, möglichst unter Erhalt der

Milz, durchgeführt. Dies gelingt bei fast der Hälfte der Patienten.

Bei zystischen Tumoren im Pankreascorpus und fehlendem Hinweis auf Malignität ist die segmentale Pankreasresektion die operative Methode der Wahl. Der Pankreasgang und die Absetzungsfläche zum Pankreaskopf hin werden übernäht. Der Pankreasschwanz wird über eine Jejunumschlinge drainiert. Diese Operation beseitigt den pathologischen Befund, klärt die Dignität und ist organschonend.

Frühpostoperative Behandlung

Die stationäre Behandlungsdauer liegt, in Abhängigkeit von der Schwere des Eingriffs, bei 12 bis 23 Tagen. Die 30-Tage-Letalität sollte unter 5 % liegen, in großen Zentren werden Letalitätsraten von unter 3 % erreicht. Die wesentlichen postoperativen Probleme sind Fisteln (5 bis 12 %) und Gallelecks (2 bis 6 %). In etwa 5 bis 10 % der Fälle ist eine Relaparatomie erforderlich. Da es sich um komplexe Operationen handelt, liegt die postoperative Morbidität bei 30 %. Die 1-Jahres-Letalität bei Patienten mit chronischer Pankreatitis liegt unter 8 % und mit Pankreaskarzinom bei circa 25 %.

Werden die Patienten nach der Operation aus der Klinik entlassen, können sich für den weiterbetreuenden Kollegen zahlreiche Fragen stellen. Diese betreffen sowohl den asymptomatischen Patienten als auch die Erkennung, Differenzialdiagnostik und Therapie von möglichen Spätkomplikationen.

Nachsorge asymptomatischer Patienten

Für beschwerdefreie Patienten (Wohlbefinden, keine Schmerzen, keine Gewichtsabnahme) ist nach einer Pankreasresektion keine Nachsorge etabliert. Bei Patienten mit reseziertem Pankreaskarzinom gibt es laut S3-Leitlinie „Pankreaskarzinom" keine Evidenz für eine Nachsorge. Diese Aussagen stehen natürlich im starken Gegensatz zu den Erwartungen der Patienten, die nach einer großen Pankreasoperation einen hohen Kontrollaufwand erwarten. Es ist sinnvoll, die Patienten regelmäßig klinisch zu untersuchen (zum Beispiel alle 3 bis 6 Monate) und eine Laborkontrolle von ursprünglich pathologischen Parametern durchzuführen. Notwendig sind ebenfalls die im Rahmen einer adjuvanten Chemotherapie erforderlichen Untersuchungen. Treten Beschwerden auf, ist eine am Symptom orientierte Diagnostik erforderlich. Die regelmäßige

Bestimmung des Blutzuckers ist wichtig (circa alle 3 bis 6 Monate), da sich sowohl als Folge der Pankreasoperation als auch infolge des Fortschreitens der chronischen Pankreatitis ein Diabetes mellitus entwickeln kann. Bei Patienten mit chronischer Pankreatitis muss nach zehnjähriger Krankheitsdauer in 50 % und nach 20 Jahren in 80 % der Fälle mit einem Diabetes mellitus gerechnet werden.

Spät-Morbidität nach Pankreasoperationen

Die Spätkomplikationen nach einer Pankreasresektion können entweder im Zusammenhang mit der Operation und dem Ausmaß der Gewebsresektion selbst stehen und/oder Folge der fortschreitenden Grunderkrankung beziehungsweise Konsequenzen des Alkohol- und

Nikotinkonsums sein. Langzeitdaten liegen in größerem Umfang nur bei Patienten mit chronischer Pankreatitis vor, da die Überlebenszeit bei Pankreaskarzinom zu gering ist. Trotz der Komplexität der Operationen, der Schwere der postoperativen Folgezustände und der eher ungünstigen sozialen Einbindung der Patienten mit chronisch-alkoholischer Pankreatitis werden über 40 % der Patienten wieder berufstätig.

Malnutrition und Maldigestion
Prä- und perioperativ verlieren viele Patienten deutlich an Gewicht; dies kann postoperativ oft nur unzureichend kompensiert werden. Ursächlich für die fehlende Gewichtszunahme sind Wiederauftreten des Pankreaskarzinoms, unzureichende Kalorienaufnahme, Nahrungsunverträglichkeiten oder eine exokrine Insuffizienz des Pankreas. Geringe Kalorienzufuhr

Den Patienten wird zumeist geraten, auf Fett weitestgehend zu verzichten. Dies bedingt oft eine energetisch unzureichende und auch wenig wohlschmeckende Nahrung. Falls Fett gut vertragen wird und keine Steatorrhoe auftritt, gibt es hierfür keinen Grund. Im Gegensatz zu den bisher üblichen Empfehlungen muss man den Fettgehalt der Nahrung auf einen Zielwert von etwa 30 % anheben („leichte Vollkost") und möglicherweise parallel die Dosis der Pankreasenzyme entsprechend steigern. Ein etwas höherer Fettgehalt führt auch zu einer geschmacklichen Verbesserung der Mahlzeit und beugt gleichzeitig dem Mangel an fettlöslichen Vitaminen (A, D, E, K) vor. Natürlich verbietet sich diese Maßnahme, wenn hierdurch Schübe der Pankreatitis ausgelöst werden oder eine Steatorrhoe auftritt. In jedem Falle sollte wegen der besseren Verträglichkeit die Nährstoffaufnahme auf fünf bis sechs Mahlzeiten verteilt werden. Nur in sehr seltenen Fällen ist eine Verwendung mittelkettiger Triglyceride (MCT-Fette) erforderlich.

Oft bestehen Nahrungsunverträglichkeiten gegen verschiedene, zum Beispiel blähende Speisen (Kohl, Sauerkraut, Ballaststoffe). Es ist auch vorstellbar, dass sich eine vorbestehende Lactoseintoleranz verstärkt. Zur Identifikation dieser Probleme kann ein Ernährungstagebuch hilfreich sein.

Exokrine Insuffizienz
Postoperativ findet man bei bis zu 80 % der Patienten eine exokrine Insuffizienz. Ursache hierfür ist der Mangel an Drüsengewebe, der durch die vorbestehende chronische Pankreatitis und/oder durch die Pankreasresektion bedingt ist. Die Insuffizienz wird allerdings erst dann manifest, wenn die (Rest)-Pankreasenzymsekretion auf 10 bis 15 % abgefallen ist. Zusätzlich kommt es sowohl nach

klassischer partieller als auch nach pyloruserhaltender Duodenopankreatektomie zu einer sogenannten pankreatiko-cibalen Asynchronie. Dies bedeutet, dass die Pankreasenzyme zwar zum richtigen Zeitpunkt sezerniert werden, aber wegen des fehlenden Duodenums erst im mittleren Jejunum mit dem Chymus in Kontakt kommen, sie laufen dem Chymus sozusagen hinterher. Hinzu kommt die sogenannte „ileal break", eine durch den raschen Durchtritt der Nahrung ins Ileum induzierte Freisetzung der Hormone GLP-1 und PYY, die zu einer Hemmung der Pankreassekretion und zu einer Verminderung des Appetits führen.

Die Symptome der exokrinen Insuffizienz sind Diarrhoe, Steatorrhoe, abdominelle Beschwerden, Blähungen und Gewichtsabnahme. Die Diagnostik ist schwierig, da die verfügbaren Pankreasfunktionstests wie Pankreolauryltest oder Stuhlelastase erst dann wirklich aussagekräftig sind, wenn eine ausgeprägte Pankreasinsuffizienz besteht. So liegt deren Sensitivität bei mäßiger Insuffizienz bei nur 65 %. Außerdem sind die Tests für die postoperative Situation nicht validiert. Deswegen appliziert man therapeutisch Pankreasenzyme, die teilweise auch großzügig dosiert werden können und müssen. Bei Patienten mit Magenresektion oder Einnahme von Säurehemmern (PPI) ist zu bedenken, dass die fehlende oder unzureichende Alkalisierung den Säureschutz unvollständig oder verspätet auflöst, sodass die Medikamente ihre Wirkung nicht ausreichend entfalten können. Hier ist entweder die Gabe von nicht säuregeschützten Pankreasenzymen erforderlich oder aber der Patient öffnet die Kapsel und nimmt den Inhalt während der Mahlzeit ein. Insgesamt muss auf eine ausreichende und am Erfolg der Therapie orientierte Medikation geachtet werden. Die Standarddosierung liegt bei 1 bis 3 × 40 000 IE täglich Lipase und die Präparate sollen während der Mahlzeit eingenommen werden. Bei Zwischenmahlzeiten genügen in der Regel 1 bis 2 × 25 000 IE Lipase.

Gewichtsabnahme nach Pankreaskarzinomresektion Bei Patienten mit Pankreaskarzinom beobachtet man sehr häufig eine Kachexie; sie ist einer der stärksten prädiktiven Faktoren für eine nur kurze Überlebenszeit. Mehr als die Hälfte der Patienten verliert präoperativ über 5 kg Körpergewicht. Postoperativ nehmen die Patienten auch nach R0-Resektion weiter ab). Neben einer Tumorprogression kann die Ursache für eine Gewichtsabnahme auch eine Pankreasinsuffizienz sein (zum Beispiel durch Pankreasgangstenose oder operativ bedingten Mangel an Pankreasgewebe). In einer kleinen Studie ließ sich zeigen, dass die Gabe von Pankreasenzymen auch bei Patienten mit ausgedehntem und damit nicht resektablem Pankreaskarzinom den Gewichtsverlust verzögert.

Vitaminmangel

Wird bei einer Pankreasoperation auch eine Magenteilresektion durchgeführt, stellt sich über einen Mangel an „intrinsic factor" ein Vitamin B12-Mangel ein, der durch monatliche intramuskuläre Injektionen substituiert werden muss. Insbesondere bei Patienten mit fortgesetztem Alkoholkonsum kann ein Mangel an B-Vitaminen auftreten. Ein Defizit fettlöslicher Vitamine ist eher ungewöhnlich, Ursachen können fortgesetzter Alkoholkonsum, ausgeprägte exokrine Insuffizienz und/oder eine stark eingeschränkte Fettzufuhr sein. Der Nachweis ist durch die Bestimmung des 25-OH-Vitamin D3 im Serum (Normwert: 30 bis 60 ng/mL) möglich. Einen Vitamin-K-Mangel kann man über die INR abschätzen, die Serumspiegel der Vitamine A und E sind leider unzuverlässig; hier kann eventuell die

Messung des β-Carotins nützlich sein.

Das ursprünglich zur Therapie des Mangels an fettlöslichen Vitaminen erhältliche intramuskulär zu applizierende Fertigarzneimittel ist nicht mehr verfügbar. Es wird jedoch in einigen Apotheken speziell hergestellt.

Diabetes mellitus

Diabetes tritt mit der Dauer der Erkrankung häufiger auf. Es wurden zwei große Kollektive mit etwa 200 beziehungsweise 500 Patienten mit chronischer Pankreatitis in prospektiven Langzeitstudien untersucht. Nach etwa zehn Jahren besteht bei 25 % und nach etwa 25 Jahren bei 80 % der Patienten ein Diabetes mellitus. Die Häufigkeit des Diabetes bei operierten und nicht operieren Patienten war ähnlich, sodass die Operation allein nur selten für einen neu aufgetretenen Diabetes verantwortlich gemacht werden kann. Dies gilt allerdings nicht für die Linksresektion, da sich im Pankreasschwanz sehr viele Inseln befinden. Die Progression scheint bei den alkoholischen Formen der Erkrankung rascher zu sein als bei der nicht alkoholischen chronischen Pankreatitis. In der Regel handelt es sich um die pankreoprive Form des Diabetes mellitus, die als Typ IIIc klassifiziert wird. Neben einem Insulinmangel besteht auch eine Störung der Gegenregulation (Mangel an Glucagon). Hierdurch ist die Gefahr einer Hypoglykämie besonders hoch. Die üblicherweise geltenden Grenzwerte für HbA1c sind hier eher großzügig zu setzen (Ziel-HbA1c nicht unter 6,5). Eine intensive Schulung des Patienten (Ernährungsberatung, Diabeteszentrum) ist notwendig. Besteht eine sehr gute Compliance und neigt der Patient nicht zu Hypoglykämien, ist eine intensivierte Insulintherapie möglich. Die Behandlung mit oralen Antidiabetika ist unter diesen

Bedingungen nicht sinnvoll. Hierzu gibt es derzeit leider keinerlei evidenzbasierte Empfehlungen, sodass diese Aussage ausschließlich als Expertenmeinung der Autoren anzusehen ist.

Ein besonderes Problem besteht bei Patienten mit chronischer Pankreatitis, die den Alkoholkonsum nach der Operation fortsetzen, was auf etwa ein Viertel der Patienten zutrifft. Bei ihnen ist die Nahrungsaufnahme unregelmäßig, der Alkoholkonsum unvorhersehbar und damit die Insulindosierung problematisch. Das primäre Ziel ist auch bei diesen Patienten die Vermeidung von Hypoglykämien, wobei noch höhere HbA1c-Werte toleriert werden sollten. Durch den bestehenden Alkohol- und Nikotinkonsum haben diese Patienten insgesamt eine um etwa zehn Jahre verkürzte Lebenserwartung.

Bei circa 80 % der Patienten, die aufgrund einer chronischen Pankreatitis operiert wurden, ist der Analgetikabedarf postoperativ geringer, bei den restlichen 20 % war die Operation hinsichtlich der Schmerzen nicht ausreichend erfolgreich. Dies kann zum einen am Fortschreiten der Grunderkrankung liegen oder aber Folge aufgetretener Komplikationen sein (Magenulcera, Portal- oder Milzvenenthrombose, Pseudozysten, mechanische Cholestase). Ebenso kann es zu akuten Schüben der chronischen Pankreatitis mit Schmerzen kommen. Zur Diagnostik sind bildgebende Verfahren wie qualifizierte Ultraschalluntersuchung und eine Computertomografie sowie die Endoskopie des oberen Gastrointestinaltrakts und entsprechende Laborbestimmungen erforderlich. Lässt sich keine Schmerzursache finden, muss man von einem Schmerzsyndrom bei chronischer Pankreatitis oder bei Pankreaskarzinom ausgehen und nach dem

WHO-Stufenschema behandeln

Gallengangstenosen
Bei etwa 2 bis 4 % der Patienten tritt eine
behandlungsbedürftige Gallengangsstenose auf. Eine
interventionelle Therapie mittels Endoskopie ist nach
einer klassischen Kausch-Whipple-OP meist
schwierig, da die Mündung des Gallengangs nicht
erreichbar ist. Hier muss entweder eine perkutane
transhepatische oder aber eine operative Revision
erfolgen.

Folgekrankheiten

Etwa 2 bis 4 % der Patienten mit chronischer
Pankreatitis erkranken an einem Pankreaskarzinom;
das entspricht einer Steigerung des relativen Risikos
um den Faktor 20 bis 40. Es ist festzustellen, dass es

bis heute kein zuverlässiges bildgebendes Verfahren gibt, mit dessen Hilfe man ein Pankreaskarzinom in einer chronisch entzündeten Drüse entdecken kann. In Folge eines ausgeprägten Alkohol- und Nikotinabusus findet man kardiovaskuläre Erkrankungen wie Herzinfarkt und periphere arterielle Verschlusskrankheit sowie Malignome der Lungen, des Ösophagus und im HNO-Bereich. Diese Tumoren sind drei- bis zehnmal häufiger die Todesursache als das Pankreaskarzinom und sind somit für die Gesamtprognose des Patienten relevant. Zur Vermeidung dieser Folgeerkrankungen muss die Suchtproblematik mit dem Patienten besprochen und entsprechende Hilfe angeboten werden. Während immerhin 70 % der Patienten den Alkoholkonsum einstellen, gelingt es nur sehr wenigen, nikotinabstinent zu werden.

Reha als Anschlussheilbehandlung nach Pankreas-OP

Die stationäre, teilstationäre oder ambulante Reha nach einer Pankreas-OP muss als Anschlussheilbehandlung (AHB) innerhalb von 14 Tagen nach der Entlassung aus dem Krankenhaus begonnen werden und dauert in der Regel drei Wochen mit Option auf Verlängerung. Der Antrag ist an den zuständigen Träger wie Krankenkasse/Krankenversicherung oder Rentenversicherer zu stellen.

Als Betroffener lernen Sie in der Reha, physisch und psychisch mit der Situation umzugehen, Ihre Ernährung umzustellen und erhalten Hilfestellung bei der Bewältigung von Problemen.

Bei einer Ablehnung durch den Kostenträger zum Beispiel wegen dauerhafter Erwerbsunfähigkeit sollten Sie hartnäckig bleiben und innerhalb eines

Monats nach Erhalt des Ablehnungsbescheids beim zuständigen Träger Widerspruch einlegen. Dem Widerspruch ist eine ausführliche, fachlich nachvollziehbare Begründung der medizinischen Notwendigkeit durch den attestierenden Arzt beizulegen. In sehr vielen Fällen hat der Widerspruch nach einer Ablehnung Erfolg und Sie können Ihre Reha nach einer Pankreas-OP in einer geeigneten Reha-Klinik Ihrer Wahl antreten.

Der Medikamentenentzug

Ein Medikamentenentzug nach einer Operation bezieht sich auf die schrittweise Reduzierung oder das Absetzen von Medikamenten, die während oder nach der Operation verschrieben wurden. Dies kann notwendig sein, um die Abhängigkeit von bestimmten Medikamenten zu verhindern oder zu verringern. Die Art des Entzugs hängt von verschiedenen Faktoren ab, einschließlich der Art der Operation, der Art der verschriebenen Medikamente und der individuellen Bedürfnisse des Patienten.

Hier sind einige allgemeine Informationen zum Medikamentenentzug nach einer Operation:

Schmerzmittel: Nach einer Operation werden oft Schmerzmittel wie Opioide verschrieben. Diese können, wenn sie über einen längeren Zeitraum eingenommen werden, zu Abhängigkeit führen. Der Entzug von Opioiden sollte schrittweise erfolgen, um Entzugserscheinungen zu vermeiden. Ein Arzt wird die Dosis im Laufe der Zeit reduzieren, bis der Patient ohne das Medikament auskommt.

Beratung: In einigen Fällen kann eine Beratung oder Betreuung notwendig sein, um Patienten bei der

Bewältigung des Entzugs zu unterstützen. Dies ist besonders wichtig, wenn jemand bereits vor der Operation an einer Sucht gelitten hat.

Symptome des Entzugs: Die Entzugserscheinungen können je nach Medikament variieren, aber zu den häufigen Symptomen gehören Übelkeit, Schweißausbrüche, Schlafstörungen, Angst und Unruhe. Ein Arzt kann Medikamente verschreiben, um diese Symptome zu lindern.

Individuelle Anpassung: Der Entzugsprozess wird individuell angepasst, abhängig von der Art und Dauer der Medikamenteneinnahme sowie den Bedürfnissen und der Gesundheit des Patienten.

Überwachung: Es ist wichtig, den Entzug unter ärztlicher Aufsicht durchzuführen, um mögliche Komplikationen zu vermeiden.

Langfristige Schmerzmanagement-Strategien: Nach dem Entzug ist es wichtig, alternative Schmerzmanagement-Strategien zu entwickeln, um den Schmerz zu bewältigen, ohne auf verschreibungspflichtige Medikamente angewiesen zu sein. Dies kann physikalische Therapie, nicht-opioide Schmerzmittel und andere Techniken beinhalten.

Es ist entscheidend, dass Patienten und Ärzte zusammenarbeiten, um einen sicheren und effektiven Entzugsplan zu entwickeln und um sicherzustellen, dass der Patient die notwendige Unterstützung erhält, um den Prozess erfolgreich zu bewältigen. Es ist ratsam, sich an Ihren behandelnden Arzt zu wenden, um eine angemessene Betreuung und Unterstützung bei einem Medikamentenentzug nach einer Operation zu erhalten.

Die Lebensqualität

Die Lebensqualität nach einer Bauchspeicheldrüsenresektion, auch Pankreasresektion genannt, hängt von verschiedenen Faktoren ab, einschließlich des Ausmaßes der Operation, des individuellen Gesundheitszustands und der postoperativen Versorgung. Die Bauchspeicheldrüsenresektion kann aus verschiedenen Gründen durchgeführt werden, darunter Krebs, Entzündungen oder traumatische Verletzungen. Hier sind einige wichtige Aspekte zur Lebensqualität nach einer solchen Operation:

Verdauung und Ernährung: Die Bauchspeicheldrüse spielt eine wichtige Rolle bei der Verdauung und der Regulation des Blutzuckerspiegels. Nach einer Resektion kann die Verdauung beeinträchtigt sein. Einige Patienten benötigen möglicherweise lebenslang Enzympräparate, um die Verdauung zu unterstützen, und müssen ihre Ernährung sorgfältig planen.

Blutzuckerkontrolle: Eine Bauchspeicheldrüsenresektion kann auch zu Diabetes führen oder das Risiko für Diabetes erhöhen. Die Kontrolle des Blutzuckerspiegels kann erforderlich sein, und Patienten müssen möglicherweise Insulin oder andere Medikamente einnehmen.

Ernährungsumstellung: Nach der Operation müssen Patienten möglicherweise ihre Ernährungsgewohnheiten ändern, um Nahrungsmittel zu vermeiden, die die Verdauung beeinträchtigen könnten. Dies kann die Lebensqualität beeinflussen, da die Auswahl an Lebensmitteln eingeschränkt sein kann.

Körperliche Aktivität: Die Wiederherstellung nach einer Bauchspeicheldrüsenresektion kann einige Zeit in Anspruch nehmen. Die Fähigkeit zur körperlichen Aktivität kann in den ersten Wochen oder Monaten begrenzt sein, aber in vielen Fällen können die Patienten nach der Genesung ein relativ normales Leben führen.

Follow-up und medizinische Betreuung: Nach der Operation ist eine regelmäßige medizinische Überwachung wichtig, um den Gesundheitszustand des Patienten zu überwachen und mögliche Komplikationen frühzeitig zu erkennen.

Psychologische Aspekte: Die psychologische Belastung einer Bauchspeicheldrüsenresektion und der mögliche Umgang mit chronischen Erkrankungen wie Diabetes können die Lebensqualität beeinflussen. Die Unterstützung durch Psychologen oder Selbsthilfegruppen kann hilfreich sein.

Langfristige Auswirkungen: Die Lebensqualität kann sich im Laufe der Zeit verbessern, wenn sich der Patient an die Veränderungen und Anforderungen anpasst. Es ist wichtig, Geduld zu haben und sich auf die langfristige Gesundheit zu konzentrieren. Die Lebensqualität nach einer Bauchspeicheldrüsenresektion kann variieren, aber mit angemessener medizinischer Betreuung, Ernährungsumstellung und Lebensstilmodifikationen können viele Menschen ein erfülltes Leben führen. Die individuellen Erfahrungen sind jedoch sehr unterschiedlich, und es ist wichtig, eine offene Kommunikation mit dem behandelnden Arzt aufrechtzuerhalten, um die bestmögliche Versorgung und Lebensqualität sicherzustellen.

Ernährung als Diabetiker

Menschen mit Diabetes müssen ihre Ernährung sorgfältig planen und Lebensmittel wählen, die den Blutzuckerspiegel in einem akzeptablen Bereich halten. Es gibt keine spezifischen Lebensmittel, die Diabetiker überhaupt nicht essen dürfen, aber es gibt Lebensmittel, die aufgrund ihres Einflusses auf den Blutzuckerspiegel in Maßen gegessen werden sollten oder vermieden werden sollten. Hier sind einige Beispiele:

Zucker und stark zuckerhaltige Lebensmittel: Diabetiker sollten zuckerhaltige Lebensmittel und Getränke weitgehend vermeiden. Dazu gehören Limonade, süße Snacks, Gebäck und Süßigkeiten.

Gesättigte Fette und Transfette: Eine fettreiche Ernährung kann das Risiko von Herzproblemen bei

Diabetikern erhöhen. Daher sollten Lebensmittel mit gesättigten Fetten (z. B. fettes Fleisch, frittierte Lebensmittel) und Transfetten (z. B. verarbeitete Snacks und Fast Food) begrenzt werden.

Einfache Kohlenhydrate: Lebensmittel mit einfachen Kohlenhydraten, wie Weißbrot, weißem Reis und zuckerhaltigen Cerealien, können den Blutzuckerspiegel schnell ansteigen lassen. Es ist besser, komplexe Kohlenhydrate wie Vollkornprodukte zu wählen.

Portionsgrößen: Die Menge der verzehrten Lebensmittel ist entscheidend. Selbst gesunde Lebensmittel können den Blutzuckerspiegel erhöhen, wenn sie in großen Mengen verzehrt werden. Das richtige Portionieren ist daher wichtig.

Alkohol: Alkohol kann den Blutzuckerspiegel beeinflussen und zu Unterzuckerungen führen. Diabetiker sollten Alkohol in Maßen genießen und immer darauf achten, dass sie etwas zu essen haben, wenn sie Alkohol trinken.

Salz: Eine übermäßige Aufnahme von Salz kann den Blutdruck erhöhen, was für Menschen mit Diabetes ein zusätzliches Gesundheitsrisiko darstellt. Die Reduzierung des Salzkonsums ist wichtig.

Fruchtsaft: Fruchtsäfte können viel Zucker enthalten und den Blutzuckerspiegel rasch ansteigen lassen. Es ist besser, auf Wasser oder ungesüßten Tee umzusteigen und den Fruchtsaftkonsum zu begrenzen.

Es ist wichtig zu betonen, dass die Ernährung bei Diabetes individuell angepasst werden sollte. Es ist ratsam, sich mit einem Ernährungsberater oder Arzt zu beraten, um einen Ernährungsplan zu erstellen, der den individuellen Bedürfnissen entspricht. Menschen mit Diabetes müssen auch regelmäßig ihren Blutzuckerspiegel überwachen, um festzustellen, wie verschiedene Lebensmittel auf sie wirken, und ihre Insulindosierung oder Medikamenteneinnahme entsprechend anzupassen.

Der Glykämische Index

Der glykämische Index (GI) ist eine Skala, die verwendet wird, um die Auswirkungen von kohlenhydrathaltigen Lebensmitteln auf den Blutzuckerspiegel zu bewerten. Er misst, wie schnell und in welchem Ausmaß ein bestimmtes Lebensmittel den Blutzuckerspiegel ansteigen lässt, nachdem es gegessen wurde. Der GI wird auf einer

Skala von 0 bis 100 gemessen, wobei Glukose (Traubenzucker) mit einem GI von 100 als Referenzwert dient. Lebensmittel mit einem niedrigeren GI werden langsamer in Glukose umgewandelt und führen zu einem allmählicheren Anstieg des Blutzuckerspiegels, während Lebensmittel mit einem höheren GI den Blutzuckerspiegel schneller ansteigen lassen.

Die Idee hinter dem GI ist, Menschen bei der Auswahl von Lebensmitteln zu unterstützen, die dazu beitragen können, den Blutzuckerspiegel stabiler zu halten. Lebensmittel mit niedrigem GI werden oft als gesünder angesehen, da sie dazu neigen, länger sättigend zu sein und weniger Blutzuckerschwankungen verursachen. Dies kann besonders wichtig für Menschen mit Diabetes sein, da sie auf stabile Blutzuckerwerte angewiesen sind.

Es ist jedoch wichtig zu beachten, dass der GI nicht allein entscheidend ist, um die Gesundheit von Mahlzeiten zu beurteilen. Andere Faktoren wie die Gesamtkohlenhydratmenge, Ballaststoffe, Fett- und Proteingehalt eines Lebensmittels spielen ebenfalls eine Rolle. Eine ausgewogene Ernährung berücksichtigt all diese Faktoren.

Es ist auch wichtig zu beachten, dass der GI von verschiedenen Faktoren beeinflusst werden kann, einschließlich der Zubereitung des Lebensmittels und der Kombination mit anderen Lebensmitteln in einer Mahlzeit. Einige Lebensmittel, die an sich einen hohen GI haben, können den Blutzuckerspiegel langsamer ansteigen lassen, wenn sie zusammen mit anderen Lebensmitteln konsumiert werden, die den Anstieg des Blutzuckerspiegels verlangsamen.

Der GI ist daher ein nützliches Werkzeug zur Ernährungsplanung, sollte aber in Verbindung mit anderen Informationen zur Ernährung und den individuellen Bedürfnissen und Zielen einer Person verwendet werden.

Leben in der Gesellschaft

Das Leben in der Gesellschaft als Diabetiker kann herausfordernd sein, erfordert jedoch eine gute Selbstverwaltung, Wissen über die Erkrankung und die Bereitschaft, Verantwortung für die eigene Gesundheit zu übernehmen. Hier sind einige wichtige Aspekte, die Diabetiker berücksichtigen sollten, um erfolgreich in der Gesellschaft zu leben: Bildung und Selbstmanagement: Diabetiker sollten sich über ihre Erkrankung informieren und ein Verständnis dafür entwickeln, wie sie ihren

Blutzuckerspiegel kontrollieren können. Schulungen und Unterstützung durch Gesundheitsfachkräfte sind oft hilfreich.

Ernährung: Die richtige Ernährung spielt eine entscheidende Rolle bei der Kontrolle des Blutzuckerspiegels. Es ist wichtig, eine ausgewogene Ernährung zu planen, die reich an Ballaststoffen, komplexen Kohlenhydraten, magerem Eiweiß und gesunden Fetten ist.

Medikamente und Insulin: Einige Diabetiker müssen Medikamente oder Insulin einnehmen, um ihren Blutzucker zu kontrollieren. Die richtige Dosierung und Anwendung sind entscheidend. Regelmäßige Überprüfungen und die Einhaltung des vom Arzt verordneten Behandlungsplans sind wichtig.

Bewegung: Körperliche Aktivität kann den Blutzuckerspiegel positiv beeinflussen. Es ist wichtig, regelmäßige Bewegung in den Alltag zu integrieren, immer in Absprache mit dem Arzt.

Blutzuckerkontrolle: Diabetiker müssen regelmäßig ihren Blutzuckerspiegel überwachen. Dies kann zu Hause mit einem Glukometer durchgeführt werden. Die Ergebnisse sollten aufgezeichnet und mit dem Arzt besprochen werden.

Gesunde Gewohnheiten: Rauchen und übermäßiger Alkoholkonsum können die Gesundheit von Diabetikern erheblich beeinträchtigen. Es ist wichtig, gesunde Lebensgewohnheiten zu entwickeln und auf diese Risikofaktoren zu verzichten.

Soziale Unterstützung: Familie und Freunde können eine wichtige Rolle bei der Unterstützung von

Diabetikern spielen. Es ist hilfreich, mit ihnen über die Erkrankung zu sprechen und sie in den Behandlungsprozess einzubeziehen.

Notfallplanung: Diabetiker sollten in der Lage sein, auf Notfälle im Zusammenhang mit ihrer Erkrankung vorbereitet zu sein, z. B. auf Hypoglykämie (Unterzuckerung) oder Hyperglykämie (Überzuckerung). Das Tragen von Notfall-Identifikationsarmbändern und das Wissen darüber, wie man in solchen Situationen handelt, sind entscheidend.

Rechtliche Aspekte: In einigen Ländern gibt es Gesetze, die den Schutz von Menschen mit Diabetes in der Arbeitswelt und im Bildungsbereich regeln. Es ist wichtig, sich über die relevanten Rechte und Gesetze zu informieren und gegebenenfalls rechtlichen Schutz in Anspruch zu nehmen.

Psychische Gesundheit: Die psychische Gesundheit ist bei Diabetes von großer Bedeutung. Die Bewältigung einer chronischen Erkrankung kann belastend sein. Es ist wichtig, Unterstützung bei psychischen Belastungen zu suchen und Selbstpflege-Techniken zu entwickeln.

Die Fähigkeit, erfolgreich in der Gesellschaft als Diabetiker zu leben, hängt stark von der Selbstverwaltung, der Bildung, der Unterstützung durch das soziale Umfeld und der Bereitschaft ab, die Erkrankung ernst zu nehmen. Mit einer guten Selbstfürsorge und der Einhaltung des ärztlichen Rats können viele Diabetiker ein erfülltes und gesundes Leben führen.

Grad der Behinderung

Der Grad der Behinderung (GdB) oder das Ausmaß der gesundheitlichen Beeinträchtigung für Menschen mit Diabetes nach Operationen hängt von verschiedenen Faktoren ab, darunter:

Art der Operation: Das Ausmaß der Behinderung kann stark von der Art der Operation abhängen. Eine einfache Bauchspeicheldrüsenresektion (Pankreasresektion) kann weniger schwerwiegend sein als eine umfangreiche Operation bei Komplikationen des Diabetes oder wenn zusätzliche Organe oder Gewebe betroffen sind.

Komplikationen: Diabetiker können im Laufe der Zeit Komplikationen entwickeln, die zu einer erheblichen Beeinträchtigung führen können. Dazu gehören neuropathische Schmerzen,

Nierenprobleme, Sehprobleme und Gefäßerkrankungen. Die Schwere dieser Komplikationen kann den Grad der Behinderung beeinflussen.

Kontrolle des Blutzuckerspiegels: Die Fähigkeit des Individuums, seinen Blutzuckerspiegel nach der Operation zu kontrollieren und zu managen, ist ein wichtiger Faktor. Eine schlechte Kontrolle kann die Wahrscheinlichkeit von Komplikationen erhöhen.

Arbeitsfähigkeit: Der Grad der Behinderung kann auch von der Auswirkung der Diabetesbehandlung auf die Arbeitsfähigkeit abhängen. Menschen mit Diabetes können Schwierigkeiten bei der Arbeit haben, insbesondere wenn sie körperlich anspruchsvolle Tätigkeiten ausüben.

Psychische Gesundheit: Diabetes kann auch die psychische Gesundheit beeinträchtigen, insbesondere wenn es zu Komplikationen oder wiederholten Operationen kommt. Depression und Angstzustände sind bei Diabetikern häufiger. Dies kann den Grad der Behinderung beeinflussen.

Der Grad der Behinderung wird oft von einem Arzt oder Gutachter beurteilt, der die individuellen Umstände, die Krankengeschichte und den aktuellen Gesundheitszustand des Patienten berücksichtigt. Die Behinderungsbewertung kann in einigen Ländern oder Regionen zu bestimmten rechtlichen Vorteilen oder finanzieller Unterstützung führen, wie beispielsweise der Zuerkennung eines Schwerbehindertenausweises oder der Gewährung von Sozialleistungen.

Es ist wichtig zu beachten, dass der Grad der Behinderung bei Diabetikern stark variieren kann. Es ist ratsam, sich an einen Fachmann für Sozialrecht oder an die zuständige Behörde für Schwerbehindertenrecht in Ihrem Land zu wenden, um Informationen über die Beantragung einer Behinderungseinstufung und die damit verbundenen Leistungen zu erhalten.

Rente (nach der Pankreas-OP)

Die Möglichkeit der vorzeitigen Rente nach einer Pankreasresektion oder einer anderen chirurgischen Maßnahme hängt von verschiedenen Faktoren und den Gesetzen und Sozialleistungen des jeweiligen Landes ab. In vielen Ländern gibt es spezielle Regelungen für die vorzeitige Rente aufgrund von Gesundheitsproblemen oder Behinderungen. Um festzustellen, ob Sie in Ihrem Land Anspruch auf vorzeitige Rente nach einer Pankreasresektion haben, sollten Sie folgende Schritte unternehmen:

Konsultieren Sie Ihren Arzt: Ihr behandelnder Arzt oder Chirurg kann Ihnen eine ärztliche Bescheinigung über Ihren Gesundheitszustand und die Auswirkungen der Pankreasresektion auf Ihre Fähigkeit zur Arbeit ausstellen. Dieses ärztliche

Gutachten kann in Ihrem Antrag auf vorzeitige Rente eine wichtige Rolle spielen.

Recherchieren Sie die Sozialversicherung: Recherchieren Sie die Gesetze und Richtlinien zur vorzeitigen Rente in Ihrem Land. In vielen Ländern gibt es staatliche oder soziale Sicherheitsnetze, die Menschen mit schweren gesundheitlichen Beeinträchtigungen, die ihre Erwerbstätigkeit beeinträchtigen, unterstützen.
Kontaktieren Sie die zuständige Behörde: Setzen Sie sich mit der zuständigen Sozialversicherungsbehörde oder Rentenstelle in Ihrem Land in Verbindung, um Informationen zur Beantragung einer vorzeitigen Rente und den erforderlichen Schritten zu erhalten. Dies kann von Land zu Land unterschiedlich sein.

Sammeln Sie alle erforderlichen Unterlagen: Die Rentenbehörde wird wahrscheinlich eine Vielzahl von Dokumenten und Nachweisen über Ihren Gesundheitszustand und Ihre finanzielle Situation verlangen. Stellen Sie sicher, dass Sie alle erforderlichen Unterlagen ordnungsgemäß vorbereiten.

Bereiten Sie sich auf eine medizinische Untersuchung vor: In einigen Fällen kann die Rentenbehörde eine medizinische Untersuchung anordnen, um Ihren Gesundheitszustand und Ihre Fähigkeit zur Arbeit zu bewerten.

Rechtliche Unterstützung: Wenn Sie Schwierigkeiten haben oder mit einer Ablehnung konfrontiert sind, könnte es ratsam sein, rechtliche Unterstützung oder Beratung in Anspruch zu nehmen, um Ihre Ansprüche geltend zu machen.

Bitte beachten Sie, dass die Verfügbarkeit von vorzeitiger Rente und die spezifischen Anforderungen von Land zu Land erheblich variieren können. Die Beantragung einer vorzeitigen Rente kann ein komplexer Prozess sein, und es ist ratsam, sich frühzeitig über Ihre Möglichkeiten zu informieren. Sie können sich auch an Sozialarbeiter oder Beratungsstellen wenden, die auf Fragen zur Rente und Sozialleistungen spezialisiert sind, um Unterstützung bei Ihrem Antrag zu erhalten.

Hilfsmittel als Diabetiker

Diabetikern können verschiedene Hilfsmittel verordnet werden, um ihre Selbstverwaltung und ihre Lebensqualität zu verbessern. Die Verordnung solcher Hilfsmittel hängt von den individuellen Bedürfnissen des Diabetikers ab und kann in Absprache mit einem Arzt, einem Diabetesberater oder einer Krankenversicherung erfolgen. Hier sind einige der Hilfsmittel, die einem Diabetiker verschrieben werden können:

Blutzuckermessgerät (Glukometer): Ein Blutzuckermessgerät ist ein grundlegendes Hilfsmittel zur Selbstkontrolle. Es ermöglicht dem Diabetiker, den Blutzuckerspiegel regelmäßig zu überwachen, um die Insulin- oder Medikamenten-Dosierung anzupassen und die Blutzuckerwerte im Zielbereich zu halten.

Teststreifen: Teststreifen sind notwendig, um Blutproben für das Blutzuckermessgerät zu nehmen. Sie werden oft in Verbindung mit dem Glukometer verschrieben.

Insulin-Pen oder Insulin-Pumpe: Diabetiker, die Insulin benötigen, können Insulin-Pens oder Insulin-Pumpen verwenden, um die Insulinverabreichung zu erleichtern. Diese Geräte ermöglichen eine genauere Dosierung und eine einfachere Anwendung als herkömmliche Spritzen.

Kontinuierliche Glukosemessung (CGM): Ein CGM-System misst kontinuierlich den Blutzuckerspiegel und zeigt die Werte in Echtzeit auf einem Empfänger oder einem Smartphone an. Dies erleichtert die Überwachung und Alarme bei hohen oder niedrigen Werten.

Lanzetten und Stechgeräte: Diese Hilfsmittel werden verwendet, um winzige Blutproben für die Glukosemessung zu entnehmen. Lanzetten sind winzige Nadeln, die in ein Stechgerät eingesetzt werden, um die Haut zu durchdringen.

Diabetische Schuhe und Einlagen: Diabetiker haben oft ein erhöhtes Risiko für Fußprobleme. Spezielle Schuhe und Einlagen können dazu beitragen, Druckstellen und Wunden zu verhindern.

Medizinische Socken: Spezielle medizinische Socken können Diabetikern mit Fußproblemen helfen. Diese Socken sind oft nahtlos und bieten zusätzlichen Schutz für die Füße.

GlucaGen-Notfallkit: Ein GlucaGen-Notfallkit enthält Glucagon, ein Hormon, das verwendet wird, um schwerwiegende Hypoglykämie (Unterzuckerung) zu behandeln. Dieses Kit kann im Notfall verwendet werden, wenn der Diabetiker bewusstlos ist oder nicht in der Lage ist, Kohlenhydrate zu sich zu nehmen.

Diabetes-Tagebuch: Ein Diabetes-Tagebuch oder eine App kann helfen, die Blutzuckerwerte, Mahlzeiten, Medikamente und körperliche Aktivität zu verfolgen. Dies ist nützlich, um Muster und Trends im Blutzuckerspiegel zu erkennen.

Diabetes-Schulungen und -Beratung: Schulungen und Beratung durch zertifizierte Diabetes-Edukateure oder Ernährungsberater können ebenfalls verordnet werden, um das Wissen und die Selbstverwaltungsfähigkeiten des Diabetikers zu verbessern.

Die Verordnung von Hilfsmitteln hängt von den individuellen Bedürfnissen und dem Gesundheitszustand des Diabetikers ab. In vielen Ländern werden viele dieser Hilfsmittel von Krankenversicherungen abgedeckt, aber die genauen Leistungen können variieren. Es ist wichtig, mit Ihrem Arzt und Ihrer Versicherungsgesellschaft zusammenzuarbeiten, um sicherzustellen, dass Sie die richtigen Hilfsmittel erhalten, um Ihren Diabetes effektiv zu verwalten.

Der Kampf um eine Insulinpumpe

Es kann frustrierend sein, mit Ihrer Krankenkasse wegen der Deckung einer Insulinpumpe zu kämpfen, aber es gibt Schritte, die Sie unternehmen können, um Ihre Chancen zu verbessern und sicherzustellen, dass Ihre Bedürfnisse angemessen berücksichtigt werden. Hier sind einige Tipps, wie Sie vorgehen können:

Sammeln Sie Informationen: Stellen Sie sicher, dass Sie alle notwendigen Informationen, Berichte und Unterlagen von Ihrem behandelnden Arzt oder Diabetes-Spezialisten haben. Dies kann medizinische Aufzeichnungen, ärztliche Empfehlungen und andere relevante Unterlagen einschließen, die die Notwendigkeit einer Insulinpumpe belegen.

Prüfen Sie Ihre Krankenversicherungspolice: Lesen Sie sorgfältig Ihre Versicherungspolice durch, um zu verstehen, welche Leistungen und Bedingungen für die Abdeckung einer Insulinpumpe gelten. Stellen Sie sicher, dass Sie alle erforderlichen Unterlagen und Anträge gemäß den Versicherungsrichtlinien einreichen.

Kontaktieren Sie Ihre Krankenkasse: Rufen Sie die Kundendienstabteilung Ihrer Krankenkasse an und fragen Sie nach den genauen Gründen für die Ablehnung der Insulinpumpe. Verstehen Sie die Argumente Ihrer Krankenkasse und notieren Sie sich die relevanten Informationen.

Holen Sie ärztliche Unterstützung ein: Wenn Sie Schwierigkeiten haben, die Versicherung zu überzeugen, kann es hilfreich sein, wenn Ihr Arzt oder Diabetes-Spezialist einen Brief oder eine schriftliche Stellungnahme verfasst, in dem die medizinische Notwendigkeit der Insulinpumpe erläutert wird.

Gebrauchen Sie Ihr Widerspruchsrecht: In vielen Ländern haben Versicherte das Recht, gegen die Ablehnung von Leistungen durch die Krankenkasse Widerspruch einzulegen. Nutzen Sie dieses Recht und reichen Sie einen schriftlichen Widerspruch ein, in dem Sie die Gründe für die Ablehnung anfechten und die medizinische Notwendigkeit der Insulinpumpe erläutern.

Unterstützung durch einen Anwalt oder Patientenbeauftragten: Wenn der Kampf mit der Krankenkasse anhält, können Sie in Betracht ziehen, sich an einen Anwalt oder einen Patientenbeauftragten zu wenden, um professionelle Unterstützung zu erhalten.

Nutzen Sie soziale Netzwerke und Online-Foren: In einigen Fällen können Online-Foren und soziale Netzwerke eine Plattform bieten, um Erfahrungen und Ratschläge von anderen Personen mit Diabetes zu teilen, die ähnliche Probleme hatten.

Es ist wichtig, geduldig und hartnäckig zu sein, wenn Sie mit Ihrer Krankenkasse wegen der Deckung einer Insulinpumpe kämpfen. Manchmal können solche Auseinandersetzungen Zeit in Anspruch nehmen, aber mit genügend Information, Unterstützung und Ausdauer können Sie die Chancen auf eine Bewilligung Ihrer Anfrage erhöhen.

Tipps zum Umgang mit Diabetes

Der Umgang mit Diabetes erfordert eine kontinuierliche Selbstverwaltung und die Einhaltung eines gesunden Lebensstils, um den Blutzuckerspiegel zu kontrollieren und das Risiko von Komplikationen zu minimieren. Hier sind einige Tipps zum Umgang mit Diabetes:

Bildung und Informationsbeschaffung: Verstehen Sie Ihre Krankheit. Nehmen Sie an Schulungen für Diabetesmanagement teil und lernen Sie, wie Sie Ihre Erkrankung erfolgreich verwalten können. Informieren Sie sich über die neuesten Entwicklungen in der Diabetesbehandlung.

Regelmäßige ärztliche Untersuchungen: Gehen Sie regelmäßig zu Ihren Arztterminen und überwachen Sie Ihren Blutzuckerspiegel gemäß den Empfehlungen Ihres Arztes.

Ernährung: Achten Sie auf Ihre Ernährung. Planen Sie ausgewogene Mahlzeiten, die reich an Ballaststoffen und komplexen Kohlenhydraten sind. Begrenzen Sie den Zuckerkonsum und kontrollieren Sie die Portionsgrößen.

Körperliche Aktivität: Bewegung ist entscheidend für die Blutzuckerkontrolle. Bauen Sie regelmäßige körperliche Aktivität in Ihren Alltag ein, nach Rücksprache mit Ihrem Arzt.

Medikamente oder Insulin: Wenn Sie verschreibungspflichtige Medikamente oder Insulin benötigen, nehmen Sie diese gemäß den Anweisungen Ihres Arztes ein. Achten Sie auf die richtige Dosierung und den Zeitpunkt der Einnahme.

Selbstmessung des Blutzuckerspiegels: Führen Sie regelmäßige Blutzuckermessungen durch, um sicherzustellen, dass Ihr Blutzuckerspiegel im Zielbereich liegt. Dokumentieren Sie Ihre Messergebnisse, um Muster zu erkennen.

Kohlenhydratzellen: Lernen Sie, Kohlenhydrate zu zählen und die Auswirkungen von Kohlenhydraten auf Ihren Blutzuckerspiegel zu verstehen.

Notfallvorsorge: Tragen Sie immer schnelle Kohlenhydrate wie Traubenzucker oder Glucagon-Notfallkits bei sich, um Unterzuckerungen (Hypoglykämie) zu behandeln.

Gesundes Körpergewicht: Wenn Übergewicht ein Problem ist, kann die Gewichtsabnahme die Blutzuckerkontrolle verbessern. Arbeiten Sie mit einem Arzt oder Ernährungsberater zusammen, um einen realistischen Plan für die Gewichtsreduktion zu entwickeln.

Raucherentwöhnung: Rauchen kann die Gesundheit von Diabetikern erheblich beeinträchtigen. Wenn Sie rauchen, versuchen Sie, Unterstützung bei der Raucherentwöhnung zu erhalten.

Stressmanagement: Stress kann den Blutzuckerspiegel beeinflussen. Lernen Sie Stressbewältigungstechniken wie Meditation, Yoga oder Entspannungsübungen.

Soziale Unterstützung: Teilen Sie Ihre Herausforderungen mit Freunden und Familie. Suchen Sie bei Bedarf Unterstützung von Selbsthilfegruppen oder Therapeuten.

Blutdruckkontrolle und Cholesterinspiegel: Halten Sie Ihren Blutdruck und Cholesterinspiegel im Zielbereich, um das Risiko von Herz-Kreislauf-Erkrankungen zu reduzieren.

Kontinuierliche Überwachung und Anpassung: Passen Sie Ihre Diabetes-Management-Strategien kontinuierlich an, je nachdem, wie sich Ihre Gesundheit und Ihr Lebensstil entwickeln.

Selbstfürsorge: Nehmen Sie sich Zeit für sich selbst, um sich zu erholen und zu entspannen. Die Selbstfürsorge ist wichtig, um den Stress zu bewältigen und eine positive Lebensqualität zu erhalten.

Die richtige Selbstverwaltung und Lebensstiländerungen können Diabetikern helfen, ihren Blutzucker effektiv zu kontrollieren und ein aktives, gesundes Leben zu führen. Eine enge Zusammenarbeit mit Ihrem medizinischen Team und die Einhaltung des Behandlungsplans sind entscheidend für den erfolgreichen Umgang mit Diabetes.

Blutzuckeranstieg ohne Kohlenhydratzufuhr

Der Blutzuckeranstieg nach dem Essen hängt in der Regel mit der Aufnahme von Kohlenhydraten zusammen, da Kohlenhydrate im Verdauungstrakt in Zucker (Glukose) umgewandelt werden und so den Blutzuckerspiegel ansteigen lassen. Proteine und Fette haben normalerweise einen geringeren Einfluss auf den Blutzucker.

Allerdings kann es in bestimmten Situationen zu einem Anstieg des Blutzuckers ohne die Aufnahme von Kohlenhydraten kommen. Hier sind einige Gründe dafür:

Proteinspaltung: Während des Verdauungsprozesses werden Proteine in Aminosäuren abgebaut, und einige dieser Aminosäuren können in Glukose umgewandelt werden. Dieser Effekt ist normalerweise gering, aber bei großen Mengen Protein oder bei Personen mit Stoffwechselstörungen wie Diabetes kann er signifikant sein.

Gluconeogenese: Dies ist ein Prozess, bei dem der Körper Glukose aus nicht-kohlenhydrathaltigen Quellen herstellt. Dies kann in Zeiten von Nahrungsmittelknappheit oder während längerer Fastenperioden auftreten. Die Leber kann Aminosäuren aus Proteinen und andere Substrate wie Glycerin aus Fett in Glukose umwandeln.

Stress: Stresshormone wie Adrenalin und Kortisol können den Blutzuckerspiegel erhöhen, ohne dass Kohlenhydrate konsumiert werden. Dies ist Teil der "Kampf- oder Flucht"-Reaktion des Körpers und soll dem Körper zusätzliche Energie zur Verfügung stellen.

Medikamente und Krankheiten: Einige Medikamente und gesundheitliche Probleme, insbesondere hormonelle Störungen wie das Cushing-Syndrom, können den Blutzuckerspiegel erhöhen, unabhängig von der Kohlenhydrataufnahme.

In der Regel sollten gesunde Menschen, die sich ausgewogen ernähren, keinen signifikanten Anstieg des Blutzuckers ohne Kohlenhydrate erleben. Wenn jedoch Blutzuckerschwankungen ein Problem darstellen, ist es wichtig, die zugrunde liegenden Ursachen mit einem Arzt zu besprechen, da dies auf eine zugrunde liegende gesundheitliche Problematik hinweisen kann.

Blutzuckerabfall ohne Insulingabe

Ein Blutzuckerabfall ohne Insulingabe kann auf verschiedene Ursachen hinweisen. Hier sind einige mögliche Gründe für einen Blutzuckerabfall, ohne dass Insulin zugeführt wird:

Körperliche Aktivität: Körperliche Aktivität kann den Blutzuckerspiegel senken, da die Muskeln während der Bewegung Glukose aus dem Blut aufnehmen, um Energie zu produzieren. Dies ist ein natürlicher Effekt und tritt auch bei Menschen auf, die kein Insulin einnehmen.

Nicht-insulinpflichtiger Diabetes: Es gibt verschiedene Arten von Diabetes, darunter Typ-1-Diabetes, bei dem Insulin erforderlich ist, und Typ-2-Diabetes, bei dem der Körper möglicherweise nicht mehr ausreichend auf Insulin anspricht (Insulinresistenz). Bei Menschen mit Typ-2-Diabetes kann es zu Blutzuckerabfällen kommen, wenn sie Medikamente zur Senkung des Blutzuckers einnehmen, wie beispielsweise Metformin oder Sulfonylharnstoffe. Diese Medikamente erhöhen die Insulinempfindlichkeit oder fördern die Glukoseaufnahme in den Zellen.

Ernährung: Eine unausgewogene Ernährung oder längere Fastenperioden können zu niedrigen Blutzuckerspiegeln führen. Dies kann insbesondere auftreten, wenn über einen längeren Zeitraum keine Kohlenhydrate aufgenommen werden, da der Körper seine Glykogenspeicher in der Leber erschöpft.

Alkoholkonsum: Alkohol kann den Blutzuckerspiegel senken, insbesondere wenn er ohne ausreichende Nahrungsaufnahme konsumiert wird. Dies kann zu Hypoglykämie führen.

Medikamente: Einige Medikamente, insbesondere solche zur Behandlung von Diabetes oder anderen Erkrankungen, können den Blutzucker senken. Es ist wichtig, die Anweisungen Ihres Arztes zur Einnahme von Medikamenten genau zu befolgen, um unerwünschte Blutzuckerabfälle zu vermeiden.

Stress und Krankheit: Stress und bestimmte gesundheitliche Probleme können den Blutzucker beeinflussen. Stresshormone wie Adrenalin und Kortisol können den Blutzucker erhöhen oder senken, abhängig von der Reaktion des Körpers auf den Stress oder die Erkrankung.

Wenn Sie wiederholt niedrige Blutzuckerspiegel ohne Insulinanwendung bemerken oder Bedenken hinsichtlich Ihrer Blutzuckerkontrolle haben, sollten Sie dies mit einem Arzt besprechen. Es kann notwendig sein, Ihre Ernährung, Medikamente oder

Lebensgewohnheiten anzupassen, um Hypoglykämie zu verhindern.

Zum Schluss

Hiermit bedanke ich mich bei Ärzten und Pflegekräften, sowie Sozialverbänden um die Hilfestellung und die Ratschläge, die Sie zum Umgang mit Diabetes mit mir geteilt haben. Es ist wichtig, Wissen und Erfahrungen im Umgang mit dieser Erkrankung auszutauschen, da Diabetes eine weit verbreitete chronische Krankheit ist und Informationen und Unterstützung für die Betroffenen von großer Bedeutung sind.

Die effektive Selbstverwaltung und das Teilen von Erfahrungen können vielen Menschen mit Diabetes helfen, ein gesundes und erfülltes Leben zu führen.

Jörg Bernhard

Literaturverzeichnis

Quellen:

Wikipedia

Fachliteratur

Behandelnde Ärzte

Doc-Check Lexikon

u. v. m.

Herstellung und Verlag: BoD – Books on
Demand, Norderstedt
ISBN: 9783757853846

Notizen: